T0267570

# CANNABIS CRUDO

Karina Malpica

# CANNABIS CRUDO

## Alimento esencial
## para la salud física y mental

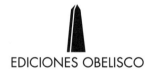

EDICIONES OBELISCO

Si este libro le ha interesado y desea que le mantengamos informado
de nuestras publicaciones, escríbanos indicándonos qué temas son de su interés
(Astrología, Autoayuda, Ciencias Ocultas, Artes Marciales, Naturismo,
Espiritualidad, Tradición…) y gustosamente le complaceremos.

Puede consultar nuestro catálogo en www.edicionesobelisco.com

*Los editores no han comprobado la eficacia ni el resultado de las recetas,
productos, fórmulas técnicas, ejercicios o similares contenidos en este libro.
Instan a los lectores a consultar al médico o especialista de la salud ante
cualquier duda que surja. No asumen, por lo tanto, responsabilidad alguna
en cuanto a su utilización ni realizan asesoramiento al respecto.*

**Colección Salud y Vida natural**
Cannabis crudo
*Karina Malpica*

1.ª edición: septiembre de 2024

Maquetación: *Isabel Also*
Corrección: *M.ª Jesús Rodríguez*
Diseño de cubierta: *Enrique Iborra*

© 2024, Karina Malpica
(Reservados todos los derechos)
Fotografía de Karina Malpica © Daniel Hernández Presbítero
© 2024, Ediciones Obelisco, S.L.
(Reservados los derechos para la presente edición)

Edita: Ediciones Obelisco, S.L.
Collita, 23-25. Pol. Ind. Molí de la Bastida
08191 Rubí - Barcelona - España
Tel. 93 309 85 25
E-mail: info@edicionesobelisco.com

ISBN: 978-84-1172-190-5
DL B 13555-2024

Impreso en España en los talleres gráficos de Romanyà/Valls S.A.
Verdaguer, 1 - 08786 Capellades - Barcelona

*Printed in Spain*

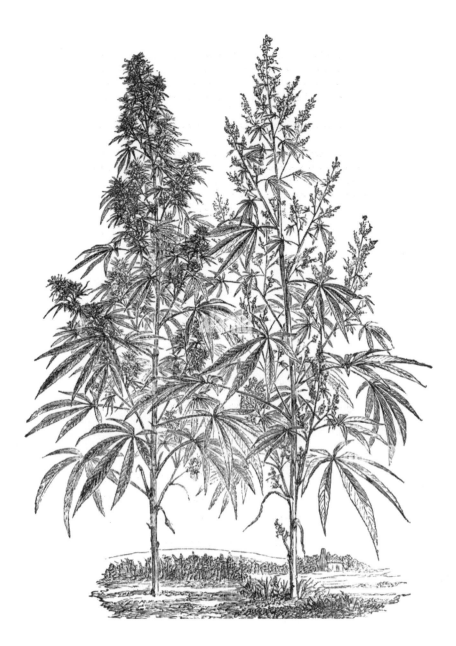

*Este libro está dedicado a las portentosas plantas de cannabis.*

# Introducción

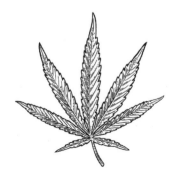

## Deficiencia clínica endocannabinoide

He sido usuaria cannabis desde que entré a la universidad. Primero fumaba las flores de la planta hembra (cogollos). Luego sólo su resina (hachís). Posteriormente decidí dejar de fumar y cambié mi método de administración: en vez de combustionar, comencé a vaporizar los cogollos. Después de eso, durante una época, me aficioné a los comestibles infusionados con *bubble hash*.

Actualmente consumo bebidas hechas con frutas o vegetales más las hojas y flores frescas crudas del cannabis, tanto de las plantas hembra, como de las plantas macho. Y en este libro te voy a contar por qué y para qué, con la esperanza de que tú, al leer este resumen de todo lo que he investigado al respecto, puedas también consumir el cannabis crudo como un alimento que te ayude a conservar o mejorar tu salud física y mental.

Tengo la teoría de que padezco desde niña un desorden del estado de ánimo debido a algo que el neurólogo Ethan Russo llama el síndrome de deficiencia clínica endocannabinoide.[1] Todos los humanos tenemos un sistema llamado endocannabinoide y un tono endocannabinoide, que comprende tres cosas: receptores, endocannabinoides y enzimas que los sintetizan y los degradan. Ese tono es personal.

Si tu cuerpo no sintetiza suficiente cantidad de anandamida y 2AG (endocannabinoides), muchos de tus receptores (CB1 y CB2) se quedan vacíos y eso genera un desequilibrio en tu cuerpo, lo cual puede manifestarse de diferentes maneras, entre ellas, puede ocasionar ansiedad o depresión. Eso fue lo que me impulsó a seguir consumiendo cannabis tras el primer porro que fumé en la universidad, en una época en la que por primera vez experimenté ideas suicidas. Después de fumar se me olvidó que me quería morir y comencé a depender del cannabis. Si pudiera contactar con mi yo del pasado justo en ese punto, me diría: «Cultiva tu propio cannabis y cómetelo en vez de fumártelo. Si quieres averiguar por qué, lee este libro».

Actualmente soy docente en el primer diplomado de Medicina Cannábica avalado por la Secretaría de Educación Pública en México. Tengo a mi cargo el módulo de Cannabis y Salud Mental. Allí expongo un resumen de todas las investigaciones que han relacionado el tono endocannabinoide con diferentes trastornos del estado de ánimo. Cuando el tono está alto, esto se correlaciona con padecimientos como la psicosis.[2] Si alguien que la padece consume cannabis, puede agravar sus síntomas. Esto explica también por qué algunas personas sanas pueden sufrir temporalmente un cuadro psicótico cuando consumen una sobredosis de cannabis.

1. Russo EB. (2006). «Clinical Endocannabinoid Deficiency (CECD): Can this Concept Explain Therapeutic Benefits of Cannabis in Migraine, Fibromyalgia, Irritable Bowel Syndrome and Other Treatmentresistant Conditions?». *Neuro Endocrinol Lett.* 2004; vol. 25: pp. 31-39.

2. Minichino A, *et al.* (2019). «Measuring Disturbance of the Endocannabinoid System in Psychosis: A Systematic Review and Meta-analysis». *JAMA Psychiatry.* 2019, pp. 914-923; doi: 10.1001/jamapsychiatry.2019.0970. Erratum in: *JAMA Psychiatry.* 2021 Jan 1; 78(1): p. 112. PMID: 31166595; PMCID: PMC6552109.

Por el contrario, el tono endocannabinoide bajo se ha correlacionado con cuadros de depresión,[3] trastorno de estrés postraumático,[4] trastornos del espectro autista[5] y otros padecimientos neurológicos.[6] De hecho, en autopsias de personas alcohólicas o deprimidas que se han suicidado, se observa un gran número de receptores CB1 vacíos en sus cerebros.[7]

Cuando era joven y la gente me decía que yo era una adicta que con mi consumo de cannabis estaba tratando de llenar un vacío existencial, me sentía muy mal, me quedaba sin palabras y continuaba fumando a escondidas porque sabía que si lo dejaba me sentiría peor y no podría continuar estudiando y sacando buenas notas. Muchas personas suponen lo contrario, es decir, que fumar cannabis en la universidad te conduce a abandonar tus estudios. Pero a mí me condujo a obtener una mención honorífica en mi primera carrera (Ciencias Políticas y Administración Pública), poder realizar una segunda (Psicología), concluir también una maestría (Psicología Sistémica) y pensar en comenzar un doctorado.

3. Gallego-Landin I, *et al.* (2021). «Reviewing the Role of the Endocannabinoid System in the Pathophysiology of Depression». *Front Pharmacol.* 2021 Dec 6; vol. 12: 762738; doi: 10.3389/fphar.2021.762738. PMID: 34938182; PMCID: PMC8685322.

4. Berardi A, *et al.* (2016). «The Endocannabinoid System and Post Traumatic Stress Disorder (PTSD): From Preclinical Findings to Innovative Therapeutic Approaches In Clinical Settings». *Pharmacol Res.* 2016 Sep; vol. 111: pp. 668-678; doi: 10.1016/j.phrs.2016.07.024. Epub 2016 Jul 22. PMID: 27456243.

5. Camargo RW, *et al.* (2022). «Implications of the Endocannabinoid System and the Therapeutic Action of Cannabinoids in Autism Spectrum Disorder: A Literature Review». *Pharmacol Biochem Behav.* 2022 Nov; vol, 221: 173492; doi: 10.1016/j.pbb.2022.173492. Epub 2022 Nov 13. PMID: 36379443.

6. Cooray R, *et al.* (2020). «Current Aspects of the Endocannabinoid System and Targeted THC and CBD Phytocannabinoids as Potential Therapeutics for Parkinson's and Alzheimer's Diseases: a Review». *Mol Neurobiol.* 2020 Nov; vol. 57(11): pp. 4878-4890; doi: 10.1007/s12035-020-02054-6. Epub 2020 Aug 19. PMID: 32813239; PMCID: PMC7515854.

7. Vinod KY, *et al.* (2005). «Elevated Levels of Endocannabinoids and CB1 Receptor-Mediated G-Protein Signaling in the Prefrontal Cortex of Alcoholic Suicide Victims». *Biol Psychiatry.* 2005 Mar 1; vol. 57(5): pp. 480-486; doi: 10.1016/j.biopsych.2004.11.033. PMID: 15737662.

En estos momentos, con todo lo que he estudiado al respecto, podría argumentarles que ese vacío era literal, era orgánico y efectivamente se estaba llenando con fitocannabinoides (cannabinoides provenientes de una planta), en ausencia de la producción propia de endocannabinoides. Y si esto me generó una dependencia, esa dependencia debería haberse visto como algo positivo para una persona con una probable deficiencia clínica endocannabinoide, tal como ocurre con quienes dependen de la insulina.

Alguien que tiene diabetes tipo 1, no produce insulina y debe inyectársela. Se convierte en insulinodependiente. Si no se la administra, se muere. Y nadie le dice que es adicta a la insulina y que está tratando de llenar con ella un vacío existencial.

Me gustaría haber sido tratada de la misma manera, ya que al no producir suficientes endocannabinoides para llenar todos mis receptores CB1 de forma natural, me convertí en dependiente del cannabis desde el comienzo de mi edad adulta.

Cuando leí la revisión de la teoría de la Deficiencia Clínica Endocannabinoide del doctor Russo,[8] entendí mi vida y ya sin culpa, sino con agradecimiento, me consideré farmacodependiente del cannabis, pues aun antes de leerla y comprender lo que he explicado, aprendí intuitivamente a llenar los receptores CB1 vacíos de mi cerebro fumando cannabis y hachís. Concretamente, el cannabinoide THC es el que los llena. Su precursor es el THCA, que por su forma estereoquímica no puede activar eficientemente esos receptores y no genera efectos psicoactivos, es decir, no te «coloca», no te «pone». Sin embargo, actúa por otras vías para mejorar el funcionamiento del sistema endocannabinoide.

Cuando aumentas la temperatura del cannabis, le quitas la acidez a los cannabinoides (expresada por la letra A) y se convierten en diferentes moléculas descarboxiladas en virtud de su vía de administración. Por ejemplo, si fumas cogollos o hachís, estás consumiendo delta-9-THC, y sus efectos psicoactivos te van a durar algunos minutos. Si te

8. Russo EB. (2016). «Clinical Endocannabinoid Deficiency Reconsidered: Current Research Supports the Theory in Migraine, Fibromyalgia, Irritable Bowel, and other Treatment-Resistant Syndromes». *Cannabis and Cannabinoid Research*. Vol. 1:1, pp. 154-165; doi: 10.1089/can.2016.0009.

lo comes en una galleta o en una gomita, estás consumiendo 11-hidroxi-THC y los efectos psicoactivos van a ser más profundos y te van a durar horas, no minutos. Ambas son variaciones químicas a partir de la misma molécula precursora, que es el THCA.

### ¿Precursores alimenticios del sistema endocannabinoide?

Conforme he ido estudiando el asombroso sistema endocannabinoide y los portentosos cannabinoides ácidos, he llegado a pensar que quizá comer cannabis crudo sea una forma de proporcionar nutricionalmente al organismo todo lo que necesita a fin de sintetizar sus propios endocannabinoides de forma adecuada y en cantidades suficientes. Esto es lo que me gustaría investigar: ¿consumir cannabis crudo puede aportarnos todos los precursores nutricionales que el sistema endocannabinoide requiere para funcionar en condiciones óptimas?

De momento, es una hipótesis que pretendo contrastar con muchas personas para observar si, estadísticamente, la introducción de esta variable en la dieta produce cambios positivos en la mayoría de las personas o no. Si quieres participar en mi experimento, después de leer este libro, entérate de los pormenores del estudio en mi blog: cannabiscrudo.com

¿Nuestra dieta debería incluir cannabinoides ácidos? ¿La epidemia de COVID-19 es en realidad una epidemia de desnutrición cannábica? ¿Por qué digo esto? Veamos…

### Posiblemente el cannabis crudo impide que te enfermes de COVID-19 y sus variantes

El 10 de enero de 2022 se publicó un artículo académico[9] que sugería que los cannabinoides ácidos que se encuentran en la planta del canna-

---

9. Richard B. van Breemen, *et al.* (2022) «Cannabinoids Block Cellular Entry of SARS-CoV-2 and the Emerging Variants». *Nat. Prod.* 2022, Vol. 85, 1, pp. 176-184, 2022 Jan 10 ; doi.org/10.1021/acs.jnatprod.1c00946.

bis pueden detener la entrada del virus a las células, evitando su replicación.

Debido a la pandemia mundial por la expansión del coronavirus o COVID-19 y todas sus variantes, se investigaron diferentes sustancias farmacológicas para observar sus efectos sobre el virus. Entre ellas se estudiaron los principios activos de las plantas de cannabis, llamados cannabinoides. En dos investigaciones se encontró que podrían ayudar. ¡Y mucho!

La primera sugirió que el consumo del aceite con el cannabinoide descarboxilado CBD podría detener la cascada inflamatoria que desencadena la infección y la respuesta inmune de la persona afectada por el virus, protegiendo el tejido.[10]

La segunda investigación observó que los cannabinoides ácidos CBGA, CBDA y THCA, que se encuentran en las hojas y flores de la planta cruda, se acoplan a la proteína spike del virus, lo que sugiere que podrían impedir su entrada a las células. Y si ya te enfermaste, consumir cannabinoides ácidos, potencialmente, podría detener la progresión de la infección, así como su gravedad.[11]

¿Cómo se pueden consumir los cannabinoides ácidos? En una ensalada que incluya tus ingredientes favoritos más hojas frescas crudas de cannabis. También se pueden combinar las hojas con frutas o vegetales para beber deliciosas bebidas cannábicas, tal como aprenderás al final de este libro.

Las hojas verdes crudas de cannabis crudo pueden ser de utilidad para todo tipo de personas debido a su incapacidad de modificar nuestras percepciones o nuestro estado de ánimo. Eso sólo lo provocan las flores que se deshidratan y se combustionan en cigarrillos o porros. Con ellas también se hacen los extractos o aceites de CBD o de espectro completo que también contienen THC. Éstos son cannabinoides descarboxilados y liposolubles.

---

10. Hesam Khodadadi, *et al.* (2020). «Cannabidiol Modulates Cytokine Storm in Acute Respiratory Distress Syndrome Induced by Simulated Viral Infection Using Synthetic RNA». *Cannabis and Cannabinoid Research,* vol. 5(3), 2020. Mary Ann Liebert, Inc.; doi.org/10.1089/can.2020.0043.
11. Ibíd cita 9.

## Los cannabinoides ácidos no colocan (no te ponen pacheco)

Los cannabinoides THCA y CBDA son hidrosolubles, no cambian tu estado habitual de conciencia. Se especula que debido a su forma estereoquímica, el THCA no es capaz de atravesar la barrera hematoencefálica y no puede llegar a los receptores CB1 del cerebro,[12] que es donde se acopla el THC para ejercer sus efectos.

Además, los cannabinoides en su estado ácido tienen distintas propiedades antiinflamatorias, antitumorales y antioxidantes. En el primer capítulo de este libro, encontrarás un resumen de todas las investigaciones preclínicas que se han llevado a cabo hasta ahora con los cannabinoides ácidos.

## Las hojas verdes cannábicas son súper nutritivas

Tienen un gusto suave y agradable, que no modifica mucho el sabor de los alimentos que preparemos con ellas. Además, como cualquier otra hoja verde, las hojas de cannabis contienen clorofila, vitamina K, fibra y distintos nutrientes esenciales que se describen en el segundo capítulo.

Allí veremos en qué puede ayudarnos específicamente el hecho de comer cannabis, ya que la nutrición adecuada proporciona al cuerpo los precursores necesarios para que éste cuente con todo lo necesario a fin de realizar sus funciones. Esto se traduce en salud física. Y también en salud mental.

---

12. Verhoeckx K. *et al.* (2006). «Unheated *Cannabis Sativa* Extracts and its Major Compound THC-acid Have Potential Immuno-modulating Properties not Mediated by CB1 and CB2 Receptor CoupledPpathways». *International Immunopharmacology,* vol. 6(4), April 2006, pp. 656-665; doi.org/10.1016/j.intimp.2005.10.002.

## Podemos mejorar nuestro estado de ánimo comiendo hojas de cannabis

Nuestra salud mental depende de eventos externos que no podemos controlar, pero también del delicado equilibrio de la producción de neurotransmisores, cosa en la que sí podemos incidir.

Hasta hace pocos años pensábamos que los neurotransmisores se producían únicamente en el cerebro, pero en la primera parte de la década de 2010 se descubrió que algunos de ellos, como la serotonina y el GABA se producen en el intestino.

La deficiencia o ausencia de esta producción, debido a trastornos en el microbioma, puede ocasionar ansiedad, depresión y otros problemas que también trastornan nuestro estado de ánimo.

En el tercer capítulo te explicaré el importante vínculo entre el microbioma, el cerebro y los distintos componentes de las hojas verdes de cannabis, cuyo consumo influye en la mejora de nuestro estado de ánimo debido a su impacto positivo en nuestro microbioma.

## Podemos cultivar cannabis en nuestras casas

¿Por qué no cultivar nuestras propias plantas para abastecernos de hojas verdes de cannabis? Puede protegernos de cosas letales como el COVID-19 y sus variantes y podemos beneficiarnos de sus propiedades nutricionales al mismo tiempo que mejora nuestra salud en todos sus aspectos. Pongamos manos a la obra: hagámoslo nosotros mismos o busquemos algún club cannábico donde alguien pueda hacerlo por nosotros.

Estas nobles y hermosas plantas puedan cultivarse tanto en el interior como en el exterior de cualquier vivienda, lo cual ofrece muchas ventajas para la nutrición de las personas ya que se pueden cortar diariamente algunas de sus hojas para comerlas frescas y en diferentes preparaciones.

Cultivar cannabis puede ser una tarea fácil o difícil dependiendo de tres factores: 1) nuestras habilidades previas en el cultivo de otras plantas, 2) la zona geográfica en la que vivimos y 3) nuestra capacidad de observación.

Si tu afición es la jardinería, contarás con conocimientos indispensables para aplicarlos al cultivo del cannabis. Si no tienes un jardín, pero has cuidado y logrado hacer prosperar algunas plantas, eso te va a facilitar las cosas.

En cambio, si nunca una planta ha requerido de tus cuidados para vivir, quizá necesites un curso de cultivo de cannabis. Hay muchos tutoriales gratuitos en Internet y también existen varias opciones de pago. Yo te ofrezco mi propio curso en el cuarto capítulo, donde sintetizo brevemente mi experiencia realizando cultivos caseros de la forma más sencilla posible. También tengo un curso introductorio en vídeo que encontrarás en la tienda de mi web: karinamalpica.com

## Protégete y disfruta comiendo hojas verdes cannábicas

Después de tener en tu cabeza la teoría de por qué es tan importante en estos tiempos cultivar cannabis y teniendo en tu posesión las preciadas hojas verdes mediante el cultivo de tus propias plantas, lo único que falta es que te las comas.

Para ello, en el último capítulo de este libro comparto atractivas recetas de bebidas preparadas con hojas verdes cannábicas. Deseo que las disfrutes para que en verdad tu medicina sea tu alimento.

Después de seis años de comer cannabis crudo, he notado que mi piel y mi cabello lucen mejor que antes, se me quitó la anemia que tenía desde la infancia y, paulatinamente, mi estado de ánimo también ha ido mejorando.

Consumo hojas verdes crudas diariamente y algunas flores hembra y macho, también crudas, cuando mis plantas están en floración. No me enfermé del COVID-19, incluso cuando conviví en la misma casa con dos amigos enfermos a quienes les compartí mis *shots* inmunológicos (encontrarás la receta en el último capítulo).

Hace apenas unos meses llegó a mi bandeja de noticias científicas el artículo que mencioné acerca de cómo los cannabinoides ácidos podrían impedir que el COVID-19 y sus variantes se repliquen en nuestras células. Hasta entonces me enteré de que durante toda la pandemia probablemente estuve protegida por mis bebidas cannábicas.

Si comer cannabis crudo pudiera actuar como una vacuna nutricional para protegernos del contagio, imagínate las implicaciones que podría tener esto…

De haberlo sabido antes, habría promovido su consumo entre todos los miembros de mi familia, mi comunidad y toda la humanidad. Ése es uno de mis propósitos al publicar este libro. Ojalá puedas ayudarme compartiéndolo con alguien o transmitiendo lo esencial a quienes no puedan leerlo. Gracias.

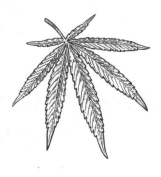

# Capítulo I

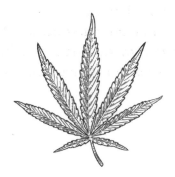

# ¿Qué son los cannabinoides ácidos y para qué sirven?

Antes de responder esta pregunta es necesario analizar con un poco más de profundidad el sistema endocannabinoide, un complejo sistema de señalización celular presente en el cuerpo de prácticamente todos los animales vertebrados, incluidos los seres humanos. Su descubrimiento a principios de la década de 1990 revolucionó nuestra comprensión de cómo el cuerpo regula diversas funciones y mantiene el equilibrio interno, un proceso conocido como homeostasis.

La **homeostasis** es el proceso mediante el cual los organismos mantienen un equilibrio interno constante a pesar de los cambios externos, crucial para su supervivencia y funcionamiento óptimo. Involucra a numerosos sistemas que regulan variables clave como la temperatura corporal, el equilibrio hídrico y los niveles de glucosa en la sangre, mediante mecanismos de retroalimentación que ajustan continuamente estas variables hacia niveles óptimos.

El sistema endocannabinoide incluye tres componentes:

- **Endocannabinoides:** Éstos son compuestos similares a los cannabinoides que produce naturalmente el cuerpo. Los dos endocannabinoides más estudiados son la anandamida (AEA) y el 2-araqhi-donilglicerol (2-AG). Estos compuestos se liberan cuando el cuerpo los necesita para ayudar a mantener el equilibrio interno.

- **Receptores cannabinoides:** Hay dos tipos principales de receptores cannabinoides en el cuerpo, CB1 y CB2. Los receptores CB1 se encuentran principalmente en el cerebro y el sistema nervioso central, mientras que los CB2 son más comunes en el sistema inmunitario. Los endocannabinoides pueden unirse a estos receptores, lo que indica al cuerpo que realice ciertas acciones para volver al estado de equilibrio.

- **Enzimas:** Son responsables de la síntesis y degradación de los endocannabinoides. Las enzimas más conocidas en este sistema son la amida hidrolasa de ácidos grasos (FAAH), que descompone la AEA, y la monoacilglicerol lipasa (MAGL), que descompone el 2-AG.

El sistema endocannabinoide regula y afecta una amplia gama de funciones corporales, incluyendo el apetito y la digestión, el metabolismo, el manejo y percepción del dolor, así como la inflamación y las respuestas inmunitarias. Además, afecta directamente al estado de ánimo, influye en la capacidad de aprendizaje y la memoria, interviene en la coordinación de las funciones motoras y es fundamental en el crecimiento y desarrollo del organismo. Este sistema también juega un rol esencial en la función del sistema reproductivo y en la regulación del sueño, evidenciando su importancia en el mantenimiento de la salud y el bienestar general.

La perturbación prolongada de la homeostasis puede conducir a distintas enfermedades crónico-degenerativas. Debido a ello, el sistema endocannabinoide es un importante objeto de investigación, especialmente en lo que respecta a su potencial terapéutico. Por ejemplo, los compuestos que afectan este sistema pueden tener aplicaciones significativas en el tratamiento del dolor, los trastornos de ansiedad, la esclerosis múltiple, las enfermedades neurodegenerativas y muchas otras condiciones.

Los cannabinoides presentes en las plantas de cannabis afectan el sistema endocannabinoide, es por eso que pueden actuar como una verdadera panacea y servir para varias cosas al mismo tiempo, si se administran correctamente. Tomemos como ejemplo a los cannabinoides THCA, o ácido tetrahidrocannabinólico, y al THC o tetrahidrocannabinol.

**THCA**

Δ9-Ácidotetrahidrocannabinólico

**THC**

Δ9-Ácidotetrahidrocannabinol

Al comparar estas dos imágenes es posible observar gráficamente que en la molécula THCA hay un enlace compuesto de un carbono (C), dos oxígenos (OO) y un hidrógeno (H), esto es lo que le da la «acidez» y dicho enlace está ausente en la molécula de THC.

La acidez de un cannabinoide se pierde por efecto de la exposición a la luz, con el paso del tiempo o cuando se aumenta su temperatura por encima de los 100 a 110° Celsius. A este proceso se le llama descarboxilación porque se liberan carbono, oxígeno e hidrógeno hacia la atmósfera y el remanente se neutraliza.

## ¿En qué parte de la planta se encuentran los cannabinoides ácidos?

En 2020 un laboratorio ubicado en Canadá realizó el estudio comparativo de tres distintas cepas de cannabis cultivadas con fines medicinales. Analizaron las flores, las hojas, los tallos y las raíces. No encontraron cannabinoides presentes ni en los tallos ni en las raíces. Sólo en las hojas y en las flores.

### Cannabinoides ácidos en plantas de Mango Haze

Hojas: 1,10 % y 2,10 %,
Flores: 15,77 % y 20,37 %
Tallos: 0 %
Raíces: 0 %

*Tabla de elaboración propia con datos de Jin D., et al. (2020)*[1]

Si consumimos hojas frescas y crudas de cannabis en jugos verdes o ensaladas, administraremos a nuestro organismo una pequeña cantidad de cannabinoides ácidos. Lo mismo ocurriría si bebemos algún extracto cuya cuidadosa preparación conserve intacta la acidez.

En cambio, cuando el cannabis se fuma, se vaporiza o se consume en extractos o comestibles que aumentan su temperatura, los cannabinoides se neutralizan perdiendo sus propiedades ácidas y adquiriendo otras debido a su activación.

---

1. Jin, D., *et al.* (2020). «Secondary Metabolites Profiled in Cannabis Inflorescences, Leaves, Stem Barks, and Roots for Medicinal Purposes». *Sci Rep* 10, 3309; doi. org/10.1038/s41598-020-60172-6.

Tomemos como ejemplo la psicoactividad de ciertos cannabinoides. Es decir, la capacidad que tienen de alterar el funcionamiento del sistema nervioso central, modificando de manera perceptible la conciencia, el estado de ánimo y los procesos de pensamiento.

Los efectos psicoactivos del THC están mediados por su afinidad a los receptores CB1 que se ubican en el cerebro y la médula espinal.[2] En la literatura científica se aceptó durante algún tiempo que su precursor ácido, el THCA, carecía de propiedades psicoactivas. Un metaanálisis de 2016 recopiló algunas hipótesis para explicar este hecho. Una de las más sólidas proponía que, debido a su forma estereoquímica, el THCA no lograba atravesar la barrera hematoencefálica, por lo tanto, no tenía acceso a los receptores cerebrales CB1.[3]

Un año después, un equipo israelí que estudió los efectos del THCA sobre células epiteliales del colon observó su acoplamiento a los receptores GPR55.[4]

La farmacología de GPR55 aún no está completamente aclarada, sin embargo, se le ha denominado un receptor cannabinoide «tipo 3» putativo, estableciendo una nueva clase de receptor cannabinoide. Su amplia distribución desde el sistema nervioso central a las periferias sugiere la importancia de GPR55 en diversos procesos y patologías celulares y lo considera un objetivo terapéutico potencial en la inflamación.[5]

---

2. Michele Protti, *et al.* (2019). «Cannabinoids from *Cannabis sativa* L.: A New Tool Based on HPLC–DAD–MS/MS for a Rational Use in Medicinal Chemistry». *ACS Med Chem Lett.* 2019 Apr 11; vol. 10(4): pp. 539-544; doi: 10.1021/acsmedchemlett.8b00571.

3. Guillermo Moreno-Sanz (2016). «Can You Pass the Acid Test? Critical Review and Novel Therapeutic Perspectives of D9 -Tetrahydrocannabinolic Acid A». *Cannabis and Cannabinoid Research,* vol. 1(1), 2016; doi: 10.1089/can.2016.0008.

4. Rameshprabu N. *et al.* (2017). «Affinity and Efficacy Studies of Tetrahydrocannabinolic Acid A at Cannabinoid Receptor Types One and Two». *Cannabis Cannabinoid Res.* 2017; vol. 2(1): pp. 167-182. Publicado *online* 2017 Jul 1; doi: 10.1089/can.2017.0027.

5. Yang, Hyewon, *et al.* (2016). «GPR55-a putative "type 3" cannabinoid receptor in inflammation». *Journal of Basic and Clinical Physiology and Pharmacology,* vol. 27(3), 2016, pp. 297-302; doi.org/10.1515/jbcpp-2015-0080.

Nuevamente un equipo de investigadores de Canadá dilucidó otra parte del enigma en 2020 al estudiar la actividad farmacológica de los principales cannabinoides ácidos *in vitro* e *in vivo*. Observaron que el THCA es un agonista parcial débil de los receptores CB1 y un agonista débilmente potente de los receptores CB2. Con relación al CBDA comentaron que sus efectos pueden estar mediados por su afinidad a los receptores 5HT, que controlan la liberación de serotonina y no de los receptores cannabinoides CB.[6]

Un metaanálisis italiano de 2020 acerca del CBDA considera que es un cannabinoide subvalorado ya que presenta simultáneamente distintos beneficios. Es un agente inhibidor selectivo de la ciclooxigenasa-2, una enzima que acelera la formación de sustancias que causan inflamación y dolor. Activa los receptores vainilloides TRPV1 y TRPA1, que se expresan en las neuronas sensoriales, y detectan el dolor y los estímulos térmicos. También antagoniza el TRPM8, un receptor que se activa durante procesos dolorosos e inflamatorios.[7]

Otra investigación española había observado previamente que los cannabinoides ácidos activan los receptores PPARγ con mayor potencia que sus productos descarboxilados.[8] Esta familia de receptores funcionan como factores de transcripción que regulan la expresión de genes. Concretamente, los PPAR influyen sobre el metabolismo de las lipoproteínas y la oxidación de ácidos grasos. También pueden inhibir los procesos inflamatorios.

Debido a que se acoplan de manera distinta con los receptores CB1 y CB2, así como con otros receptores, los cannabinoides ácidos tienen propiedades y funciones a veces iguales, a veces distintas, a veces meno-

---

6. Ayat Zagzoog, *et al.* (2020). «In Vitro and in Vivo Pharmacological Activity of Minor Cannabinoids Isolated from Cannabis Sativa». *Sci Rep.* 2020; 10: 20405; doi: 10.1038/s41598-020-77175-y.

7. Nadal, X., *et al.* (2017). «Tetrahydrocannabinolic Acid Is a Potent PPARγ Agonist with Neuroprotective Activity». *British Journal of Pharmacology*, vol. 174(23), pp. 4263-4276; doi.org/10.1111/bph.14019.

8. Formato M *et al.* (2020) «Cannabidiolic Acid, a Still Overlooked Bioactive Compound: An Introductory Review and Preliminary Research». *Molecules.* 2020 Jun 5; vol. 25(11): pp. 2638; doi: 10.3390/molecules25112638.

res y a veces más potentes que sus formas neutras. Por eso es tan importante conocerlos y estudiarlos con mayor profundidad.

El THC y el CBD son liposolubles, es decir, que a través de las grasas pueden conservarse e ingresar al organismo, mientras que los mismos cannabinoides en su estado ácido son hidrosolubles. Entonces, si hacemos una infusión con flores y hojas de cannabis, la descarboxilación será menor que si se hace con leche, por ejemplo, y no sólo con agua. Eso demostró un estudio holandés.

El protocolo estándar, recomendado por la OMC, consiste en añadir 1 gramo de cannabis a 1 litro de agua hirviendo y dejarlo hervir durante 15 minutos para obtener una infusión o té con efectos medicinales. En el estudio holandés se utilizaron diferentes cantidades de cannabis para preparar la infusión: se probaron 0,5 gramos, 1 gramo y 1,5 gramos en cada preparación. Además, el tiempo de hervor varió entre 10, 20 y 30 minutos para investigar cómo afectaba la concentración de los componentes activos. También se evaluó la estabilidad de la infusión almacenado en la nevera durante 5 días, observando cómo cambiaba la concentración de THC y THCA durante este período. El contenido de cannabinoides de las muestras de infusiones se determinó mediante cromatografía líquida de alta presión (HPLC).[9]

9. Arno Hazekamp *et al.* (2007). «Cannabis Tea Revisited: A Systematic Evaluation of the Cannabinoid Composition of Cannabis Tea». *Journal of Ethnopharmacology*, vol. 113 (2007), pp. 85-90; doi: 10.1016/j.jep.2007.05.019.

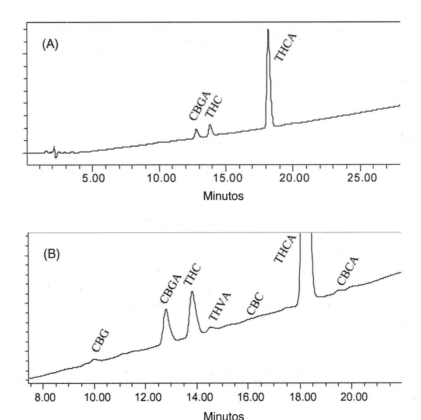

Cromatograma típico obtenido por HPLC (228 nm) al analizar té estándar de cannabis según el método descrito: (A) cromatograma completo y (B) ampliación de los picos de cannabinoides. *Gráfica tomada de Arno Hazekamp et al. (2007).*

Los experimentos con cannabinoides puros en agua hirviendo mostraron que la solubilidad de THC era limitada y se recuperaba en aproximadamente un 17 % después de 15 minutos, mientras que la solubilidad de THCA era mayor, con una recuperación del 63 %. La conversión de THCA a THC era limitada en agua hirviendo, y la saturación de THC en solución sugiere que agregar más THC no aumentaría su concentración. Además, no se observó la formación de productos de degradación durante la preparación de la infusión.

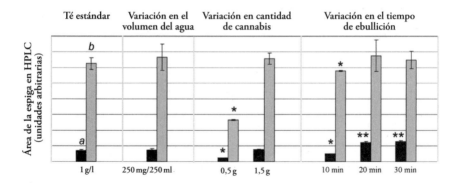

Efecto de las variaciones en el volumen de agua, la cantidad de cannabis y el tiempo de ebullición utilizados en la preparación del té de cannabis. Los niveles de THC y THCA se expresan en unidades de área de pico (HPLC a 228 nm). a: Barra corresponde a un nivel de THC de 0,010 mg/ml; b: barra corresponde a un nivel de THCA de 0,043 mg/ml; *: significativamente menor que el té estándar; **: significativamente mayor que el té estándar; p < 0,05. *Gráfica tomada de Arno Hazekamp et al. (2007).*

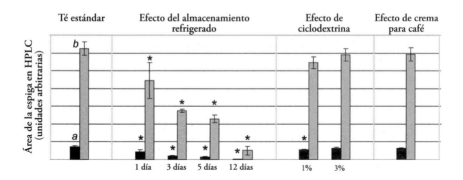

Efecto del almacenamiento refrigerado prolongado del té de cannabis estándar, con y sin adición de solubilizantes. Los niveles de THC y THCA se expresan en unidades de área de pico (HPLC a 228 nm). a: Barra corresponde a un nivel de THC de 0,010 mg/ml; b: barra corresponde a un nivel de THCA de 0,043 mg/ml;*: significativamente menor que el té estándar; p < 0,05. *Gráfica tomada de Arno Hazekamp et al. (2007).*

Las pruebas con diferentes parámetros de preparación de la infusión revelaron que la variación en volumen, cantidad de cannabis y tiempo de ebullición no tuvo un impacto significativo en la composición de ésta. La cantidad de cannabis influyó en la concentración de THC y THCA: usar una cantidad mayor no aumentó la concentración, mientras que una cantidad menor redujo significativamente la concentración de ambos cannabinoides.

El almacenamiento refrigerado de la infusión resultó en una disminución gradual de los niveles de cannabinoides, con reducciones significativas incluso después de un día, alcanzando sólo un 6-8 % de los niveles iniciales después de 12 días. Durante el almacenamiento, se formó un precipitado, y aunque la potencia disminuyó, la composición cualitativa de cannabinoides se mantuvo estable.

La adición de ciclodextrina y crema para café demostró ser efectiva para estabilizar la infusión durante el almacenamiento refrigerado, manteniendo los niveles de THC y THCA prácticamente inalterados después de 5 días. El uso de un solubilizador, como la ciclodextrina, mostró un efecto ligeramente superior en la estabilidad en comparación con la crema para café.

Estos hallazgos resaltan la importancia de la preparación y el almacenamiento adecuados de la infusión de cannabis para mantener sus propiedades y cannabinoides activos a lo largo del tiempo.

## Propiedades del CBGA

Investigadores israelíes fueron los primeros en aislar el cannabinoide neutro CBG y posteriormente investigadores japoneses descubrieron que el CBGA era su precursor.

La mayor parte del conocimiento de la biosíntesis en las plantas de cannabis se debe a Yukihiro Shoyama y colegas de la Universidad Kyushu en Japón. Ellos han dilucidado que, a partir del ácido olivético y el geratril prirofosfato, se sintetiza CBGA, el primer cannabinoide que, mediante su combinación con diferentes enzimas, acaba produciendo el resto de los cannabinoides conocidos.

Debido a ello el CBGA es considerado como «el abuelo» de todos los cannabinoides, ya que se encuentra en la parte superior de la reacción en cascada que producen las tres líneas principales de ácidos: THCA, CBDA y CBCA, de los cuales se derivan los demás.

El CBGA también puede convertirse en CBG, pero en la mayoría de las cepas deriva en THCA o CBDA.

Se ha realizado poca investigación sobre las propiedades del CBGA. Lo que más se ha estudiado es su mecanismo de conversión en THCA para la producción sostenible del mismo con finalidades farmacéuticas y de investigación. Sin embargo, ya se ha comenzado a estudiar su posible utilidad en algunos campos concretos.

### Desórdenes metabólicos

Un equipo de investigadores italianos postuló en 2019 que el CBGA podría ayudar a pacientes con trastornos metabólicos.[10] El estudio *in silico* (simulación por computadora) se realizó para analizar el papel del CBGA en la activación de los receptores que regulan el metabolismo, es decir, los ya mencionados receptores PPAR. Se sabe que cuando éstos no funcionan correctamente, las personas desarrollan enfermedades como diabetes y altos niveles de colesterol o triglicéridos (dislipidemia). Este estudio mostró que el CBGA activó los receptores PPAR, estimulando el metabolismo de los lípidos y, por lo tanto, reduciendo el exceso de su acumulación.

### Enfermedad cardiovascular

Otro grupo de investigadores italianos estudió *in vitro* el CBGA[11] y descubrió que inhibe en gran medida la enzima aldosa reductasa (ALR2), que contribuye de manera importante al estrés oxidativo conduciendo a padecimientos del corazón y otros problemas asociados al mismo. Los medicamentos inhibidores sintéticos tienen efectos secundarios graves para muchos pacientes, por lo que un medicamento derivado de fitocannabinoides como el CBGA es una perspectiva promete-

---

10. Enrico D'Aniello, *et al.* (2019). «Identification and Characterization of Phytocannabinoids As Novel Dual PPARα/γ Agonists By A Computational and In Vitro Experimental Approach». *Biochimica et Biophysica Acta (BBA) - General Subjects*, vol. 1863(3), 2019.

11. Smeriglio A, Giofrè SV, Galati EM, Monforte MT, Cicero N, D'Angelo V, Grassi G, Circosta C. «Inhibition of Aldose Reductase Activity by *Cannabis Sativa* Chemotypes Extracts with High Content of Cannabidiol or Cannabigerol». *Fitoterapia*. 2018 Jun; vol. 127: pp. 101-108; doi: 10.1016/j.fitote.2018.02.002.

dora. Podría ayudar a los pacientes diabéticos a combatir algunas de las complicaciones y comorbilidades de la enfermedad, como la enfermedad cardiovascular.

### Cáncer de colon

Los investigadores israelíes de este tercer estudio[12] observaron los efectos citotóxicos del CBGA extraído del cannabis y descubrieron que el CBGA no sólo mataba las células cancerosas del colon, sino que aceleraba la muerte celular temprana del cáncer y detenía su ciclo celular. Los resultados del estudio alentaron a los investigadores para estudiar si además de poder atacar las células de cáncer de colon, el CBGA también podría utilizarse para prevenir el crecimiento y la proliferación de pólipos que, si no se tratan, pueden convertirse en carcinomas. El cáncer colorrectal es el tercer cáncer más común y la cuarta causa principal de muerte relacionada con el mismo.

### Actividad antimicrobiana

Un equipo de investigadores italianos obtuvo extractos de hojas de cannabis sativa con cuatro disolventes diferentes y evaluaron su actividad *in vitro* frente a seis cultivos microbianos. Todos los extractos mostraron actividad antibacteriana sobresaliente contra bacterias clínicamente importantes, en especial el extracto metanólico.[13]

12. Nallathambi R, Mazuz M, Namdar D, Shik M, Namintzer D, Vinayaka AC, *et al.* «Identification of Synergistic Interaction Between Cannabis-Derived Compounds for Cytotoxic Activity in Colorectal Cancer Cell Lines and Colon Polyps That Induces Apoptosis-Related Cell Death and Distinct Gene Expression». *Cannabis & Cannabinoid Research*. 2018 Jun 1; vol. 3(1): pp. 120-135; doi: 10.1089/can.2018.0010.

13. Laureano Schofs, Mónica D. Sparo, y Sergio F. Sánchez Bruni. «The Antimicrobial Effect Behind *Cannabis Sativa*». *Pharmacol Res Perspect*. 2021 Apr;vol. 9(2): e00761. Publicado *online* 2021 Apr 6; doi: 10.1002/prp2.761.

## Propiedades del CBDA

Un estudio llevado a cabo con perros en 2020 encontró que la retención de THCA fue ligeramente mejor que la del THC, mientras que el CBDA se absorbió al menos dos veces más que el CBD en un examen cinético de 24 horas.[14]

Para estudiar la teoría del efecto séquito un estudio australiano de 2021 comparó en ratones los parámetros farmacocinéticos de los cannabinoides de un extracto de cannabis de espectro completo frente a la administración de los cannabinoides aislados en dosis equivalentes. Sorprendentemente, las concentraciones plasmáticas del CBDA fueron 14 veces más altas después de la administración del extracto que cuando se administró el CBDA aislado.

Los investigadores encontraron que el CBL y el THC inhibieron el transporte de CBDA mediado por los transportadores BCRP ubicados en el intestino. Dicha interacción cannabinoide-cannabinoide impidió la salida del CBDA, lo que provocó el aumento de las concentraciones plasmáticas. En las conclusiones del estudio, los investigadores afirmaron lo siguiente: «Nuestros resultados sugieren que los extractos de cannabis proporcionan un vehículo natural para mejorar sustancialmente las concentraciones plasmáticas de CBDA. Además, el CBDA podría tener una contribución más significativa a los efectos farmacológicos de los extractos de cannabis administrados por vía oral de lo que se pensaba anteriormente».[15]

Veamos ahora las propiedades farmacológicas que se han encontrado en este cannabinoide ácido:

---

14. Wakshlag JJ, *et al.* (2020). «Pharmacokinetics of Cannabidiol, Cannabidiolic Acid, Δ9-Tetrahydrocannabinol, Tetrahydrocannabinolic Acid and Related Metabolites in Canine Serum After Dosing With Three Oral Forms of Hemp Extract». *Front Vet Sci.* 2020; vol. 7: p. 505. Publicado 2020 Sep 4; doi: 10.3389/fvets. 2020.00505.

15. Lyndsey L. *et al.* (2021). «Cannabis Constituents Interact at the Drug Efflux Pump BCRP to Markedly Increase Plasma Cannabidiolic Acid Concentrations». *Sci Rep.* 2021; vol. 11: 14948. Publicado *online* 2021 Jul 22; doi: 10.1038/s41598-021-94212-6.

## Inflamación

La inflamación es una respuesta natural e importante al estrés, las lesiones y las enfermedades. Sin embargo, la inflamación crónica es dolorosa y puede ser perjudicial para la salud. La artritis es un ejemplo de una afección inflamatoria crónica.

Como ya hemos mencionado, la COX-2 juega un papel importante en el desarrollo de las prostaglandinas proinflamatorias. Es por eso que esta enzima constituye un objetivo diana de los medicamentos antiinflamatorios no esteroideos, como la aspirina y el ibuprofeno.

Un experimento de 2008 descubrió que el CBDA es un inhibidor selectivo de la COX-2.[16] Los investigadores encontraron que el CBDA tuvo más éxito en esta función que el CBD.

## Náuseas y vómitos

Un estudio efectuado en 2012 descubrió que el tratamiento con CBDA reducía el número de náuseas en los roedores y que lo hacía de manera más efectiva que el CBD.[17]

Como resultado, un poco de zumo de cannabis crudo podría ser lo más efectivo para calmar las náuseas y los vómitos.

## Anticancerígeno

Una investigación de 2012 ha encontrado que el CBDA detuvo efectivamente la migración en células de cáncer de mama cultivadas fuera del cuerpo.[18] Si bien los experimentos realizados en placas de Petri no son una comparación exacta de lo que puede ocurrir en los ensayos clínicos con humanos, el CBDA demostró sus efectos contra una forma altamente invasiva de cáncer de mama. En teoría, una terapia que

---

16. Shuso Takeda, *et al.* (2008). «Cannabidiolic Acid as a Selective Cyclooxygenase-2 Inhibitory Component in Cannabis». *Drug Metabolism and Disposition.* September 2008, vol. 36 (9): pp. 1917-1921; doi.org/10.1124/dmd.108.020909.

17. Bolognini D, *et al.* (2013). «Cannabidiolic Acid Prevents Vomiting in Suncus Murinus and Nausea-induced Behaviour in Rats by Enhancing 5-HT1A Receptor Activation». *Br J Pharmacol.* 2013; 168(6): 1456-1470; doi: 10.1111/bph.12043.

18. Takeda *et al.* (2012). «Cannabidiolic Acid, a Major Cannabinoid in Fiber-Type Cannabis, is an Inhibitor of Mda-Mb-231 Breast Cancer Cell Migration». *Toxicol Lett.* 2012; vol. 214(3): pp. 314-319; doi: 10.1016/j.toxlet.2012.08.029.

detiene la migración de células cancerosas evitaría que la enfermedad se propagase a otras partes del cuerpo.

Otra investigación de cultivos celulares de 2014 tuvo hallazgos similares, lo que sugiere que el tratamiento con el CBDA alteró la expresión de genes asociados con metástasis invasivas de cáncer de mama.[19] El cannabinoide también disminuyó la enzima COX-2, que puede amplificar la migración del cáncer de mama.

### Anticonvulsivante

En un estudio de 2019 se puso a prueba si el CBDA era anticonvulsivante en un modelo de ratón de síndrome de Dravet y se encontró que sí.[20]

### Antipsicótico

GW Pharmaceuticals de Gran Bretaña incluyó al CBDA en una patente sobre el uso de cannabinoides en medicamentos antipsicóticos. La patente también incluía otros cannabinoides ácidos: THCVA, CBCA y CBGA.[21]

### Neuroprotector

En 2018 el neurólogo Ethan Russo realizó una revisión del uso del cannabis dentro de este campo de la medicina y concluyó lo siguiente:

19. Takeda S, *et al.* (2014). «Down-regulation of Cyclooxygenase-2 (COX-2) by Cannabidiolic Acid in Human Breast Cancer Cells». *J Toxicol Sci.* 2014; vol. 39(5): pp. 711-6; doi: 10.2131/jts.39.711. PMID: 25242400.

20. Anderson LL, *et al.* (2019). «Pharmacokinetics of Phytocannabinoid Acids and Anticonvulsant Effect of Cannabidiolic Acid in a Mouse Model of Dravet Syndrome». *J Nat Prod.* Nov 22; vol. 82(11): pp. 3047-3055; doi: 10.1021/acs.jnatprod.9b00600.

21. Patent application title: Use Of Cannabinoids in Combination with an Anti-Psychotic Medicament USPC Class: 424725 Class name: Drug, bio-affecting and body treating compositions plant material or plant extract of undetermined constitution as active ingredient (e.g., herbal remedy, herbal extract, powder, oil, etc.). Fecha de publicación: 2011-02-17. Aplicación de patente número: 20110038958.

Los descubrimientos recientes con respecto a los medicamentos a base de cannabis ofrecen terapias neurológicas al incorporar los fito-cannabinoides neutros tetrahidrocannabinol (THC), cannabidiol (CBD), sus precursores ácidos, ácido tetrahidrocannabinólico (THCA) y ácido cannabidiólico (CBDA), y terpenoides de cannabis en el tratamiento putativo de cinco síndromes, actualmente etiquetados como recalcitrantes al éxito terapéutico, y en los que se requiere una mejor intervención farmacológica: epilepsia intratable, tumores cerebrales, enfermedad de Parkinson (EP), enfermedad de Alzheimer (EA) y lesión cerebral traumática (TBI) / encefalopatía traumática crónica (CTE).[22]

## Propiedades del THCA

Aunque la mayoría de las investigaciones sobre el cannabis se han centrado en el THC psicoactivo, la creciente evidencia sugiere que el THCA tiene poderes curativos cruciales que pueden ser mayores o complementarios a los del THC.

Otros estudios del mencionado equipo japonés destacaron que el THCA se sintetiza en los tricomas y puede tener la función de proteger las flores y hojas de insectos depredadores.[23] Otra investigación botánica encontró que el THCA produce necrosis en las hojas de cannabis con la finalidad de redirigir la clorofila hacia los cogollos en época de floración.[24] También se ha observado que, frente al aumento de la radiación UV-B debido al calentamiento global, algunas plantas están mu-

22. Russo EB. (2018). «Cannabis Therapeutics and the Future of Neurology». *Front Integr Neurosci.* 2018 Oct 18; vol. 12: p. 51; doi: 10.3389/fnint.2018.00051. PMID: 30405366; PMCID: PMC6200872.

23. Supaart Sirikantaramas, *et al.* (2005). «Tetrahydrocannabinolic Acid Synthase, the Enzyme Controlling Marijuana Psychoactivity, is Secreted into the Storage Cavity of the Glandular Trichomes». *Plant and Cell Physiology*, vol. 46(9), September 2005.

24. Shoyama Y, *et al.* (2008). «Cannabinoids Act as Necrosis-inducing Factors in *Cannabis sativa*». *Plant Signal Behav.* 2008; vol. 3(12): pp. 1111-1112; doi: 10.4161/psb.3.12.7011; doi.org/10.1093/pcp/pci166.

tando para adaptarse. Una de ellas es el cannabis y su respuesta consiste en aumentar su producción de THCA.[25]

En resumen, el THCA le da a la planta la capacidad de protegerse de patógenos microbianos e insectos, de autopodarse y reciclar nutrientes hacia otras partes de la planta y quizá incluso de protegerse de la radiación ultravioleta.

Veamos ahora las propiedades farmacológicas de este cannabinoide ácido demostradas en animales y en tejidos humanos.

### Antiemético

Después de hacer que algunas ratas y musarañas se enfermaran del sistema digestivo, los autores de un estudio publicado en 2013 trataron a los roedores con THCA.[26] El ácido cannabinoide redujo los comportamientos de náuseas y vómitos en ambas especies de manera sorprendentemente rápida, lo que llevó a los autores del estudio a concluir que el THCA puede ser una alternativa más potente que el THC para el control de las náuseas y los vómitos.

### Antiinflamatorio

Un estudio de 2011 encontró que el THCA es un potente antiinflamatorio, ya que inhibe dos enzimas: COX-1 y COX-2.[27] Ambas sintetizan prostaglandinas proinflamatorias, que contribuyen al dolor, la fiebre y la hinchazón. La investigación encontró que el tratamiento con THCA inhibió ambas enzimas en más del 30 %, lo cual es significativo.

25. Lydon J, *et al.* (1987). «UV-B Radiation Effects on Photosynthesis, Growth and Cannabinoid Production of Two *Cannabis Sativa* Chemotypes». *Photochem Photobiol.* 1987 Aug; vol. 46(2): pp. 201-206; doi: 10.1111/j.1751-1097.1987. tb04757.x.
26. Rock EM, *et al.* (2013). «Tetrahydrocannabinolic Acid Reduces Nausea-induced Conditioned Gaping in Rats and Vomiting in Suncus Murinus». *Br J Pharmacol.* 2013; vol. 170(3): pp. 641-648; doi: 10.1111/bph.12316.
27. Ruhaak LR *et al.* (2011). «Evaluation of the Cyclooxygenase Inhibiting Effects of Six Major Cannabinoids Isolated from *Cannabis Sativa*». *Biol Pharm Bull.* 2011; vol. 34(5): pp. 774-778; doi: 10.1248/bpb.34.774.

Otra investigación publicada en 2014 sugirió que el THC psicoactivo afecta de forma distinta las enzimas COX.[28] La comparativa de ambos estudios es importante, ya que sugiere que el THCA tiene un potencial antiinflamatorio que es diferente al del THC euforizante.

El estudio de 2014 incluso llegó a sugerir que el THCA puede aumentar el potencial médico de los tratamientos con THC.

Una investigación posterior señaló en 2017 que el THCA parece ser el cannabinoide más efectivo para calmar la inflamación del tejido intestinal del colon.[29]

### Antioxidante y neuroprotector

Los radicales libres se crean naturalmente como productos de descomposición dentro del cuerpo. Adicionalmente, la contaminación y la radiación UV contribuyen a la formación de los mismos. Los radicales libres roban electrones de otros compuestos como ADN, lípidos, proteínas y ciertas células. Esto puede causar daño al organismo si no se expulsan o neutralizan adecuadamente, contribuyendo a la aparición del cáncer y otras enfermedades como los trastornos neurológicos degenerativos.

Los antioxidantes evitan que ocurra este daño. Los flavonoides y los cannabinoides ácidos que contienen las flores macho del cannabis tienen propiedades antioxidantes, por lo tanto, actúan como neuroprotectores.

Concretamente un estudio de 2012 encontró que el THCA protege contra una neurotoxina oxidativa asociada a la enfermedad de Parkinson.[30] En esta enfermedad las neuronas productoras de dopamina

28. Chen R, *et al.* (2013). «Δ9-THC-Caused Synaptic and Memory Impairments are Mediated Through Cox-2 Signaling [Published Correction Appears in *Cell*». 2014 Jan 30; vol. 156(3): pp. 618]. *Cell.* 2013; vol. 155(5): pp. 1154-1165; doi: 10.1016/j.cell. 2013. 10.042.

29. Nallathambi R. *et al.* (2017). «Anti-Inflammatory Activity in Colon Models Is Derived from Δ9-Tetrahydrocannabinolic Acid That Interacts with Additional Compounds in Cannabis Extracts». *Cannabis Cannabinoid Res.* 2017 Jul 1; vol. 2(1): pp. 167-182; doi: 10.1089/can.2017.0027.

30. Moldzio R, *et al.* (2012). «Effects of Cannabinoids Δ(9)-Tetrahydrocannabinol, Δ(9)-Tetrahydrocannabinolic Acid and Cannabidiol in MPP+ Affected Murine

en el cerebro mueren, lo cual contribuye al movimiento involuntario característico. Aunque este estudio examinó cultivos neuronales de ratones, los investigadores concluyeron que el THCA quizá también podría proteger de la muerte a las neuronas productoras de dopamina en humanos.

El ya mencionado estudio español de 2017 concluyó que el THCA muestra una potente actividad neuroprotectora, que vale la pena considerar para el tratamiento de la enfermedad de Huntington y posiblemente otras enfermedades neurodegenerativas y neuroinflamatorias.[31]

### Inmunomodulador

Un estudio holandés de 2006 encontró que los extractos de cannabinoides ácidos con altas cantidades de THCA demostraron importantes propiedades inmunomoduladoras.[32] Al compararlos con extractos descarboxilados con alto contenido de THC, se encontró que ambos ejercen sus respectivos efectos de inmunomodulación a través de diferentes vías metabólicas.

### Anticancerígeno

Como ya se mencionó, el THCA produce necrosis en las células vegetales. En humanos, esta capacidad de la planta puede resultar útil en el tratamiento del cáncer, ya que las células se convierten en cancerosas cuando dejan de responder a los desencadenantes normales de necrosis celular. Al menos, la investigación preclínica temprana muestra que el THCA puede dificultar el crecimiento de las células cancerígenas.

Mesencephalic cultures». *Phytomedicine.* 2012 Jun 15; vol. 19(8-9): pp. 819-24; doi: 10.1016/j.phymed.2012.04.002. Epub 2012 May 7.

31. Ayat Zagzoog, *et al.* (2020). «In Vitro and In Vivo Pharmacological Activity of Minor Cannabinoids Isolated from *Cannabis Sativa*». *Sci Rep.* 2020; vol. 10: 20405; doi: 10.1038/s41598-020-77175-y.

32. Verhoeckx KC, *et al.* (2005). «Unheated *Cannabis Sativa* Extracts and Its Major Compound thc-Acid Have Potential Immuno-Modulating Properties Not Mediated by Cb1 and Cb2 Receptor Coupled Pathways». *Int Immunopharmacol.* 2006 Apr; vol. 6(4): pp. 656-65; doi: 10.1016/j.intimp.2005.10.002. Epub 2005 Nov 7.

Un estudio de 2013 encontró que el THCA tenía un efecto antiproliferativo en las células de cáncer de próstata.[33] Otra investigación de 2018 sugirió que este mismo cannabinoide puede desencadenar la muerte celular en el cáncer de colon.[34]

Aun así, el THCA no se consideró el cannabinoide anticancerígeno más potente. De hecho, el estudio encontró que el cannabidiol (CBD) y el cannabicromo (CBC) fueron los más efectivos contra las células de carcinoma de próstata. Sin embargo, estos hallazgos agregan argumentos a la idea de que vale la pena incluir cannabis crudo en un régimen de tratamiento contra el cáncer junto con CBD y CBC.

### Analgésico

Los ratones genéticamente modificados para no tener receptores TRPA1 muestran muy poca respuesta a los estímulos de dolor, lo que indica que éstos juegan un papel vital en la sensación de dolor. Un estudio de 2008 descubrió que tanto el THC como el THCA son potentes activadores de los receptores TRPA1.[35]

En una investigación estadística de 2018, la mayoría de los pacientes con dolor de cabeza que recibieron tratamiento con cannabis mostraron resultados altamente satisfactorios. Especialmente quienes vaporizaron la cepa «OG Shark», alta en THC / THCA y baja en CBD / CBDA con los terpenos predominantes β-cariofileno y β-mirceno.[36]

33. De Petrocellis L, *et al.* (2013). «Non-Thc Cannabinoids Inhibit Prostate Carcinoma Growth In Vitro and In Vivo: Pro-Apoptotic Effects and Underlying Mechanisms». *British Journal of Pharmacology.* 2013; vol. 168(1): pp. 79-102; doi: 10.1111/j.1476-5381.2012.02027.x.

34. Nallathambi R, *et al.* (2018). «Identification of Synergistic Interaction Between Cannabis-Derived Compounds for Cytotoxic Activity in Colorectal Cancer Cell Lines and Colon Polyps That Induces Apoptosis-Related Cell Death and Distinct Gene Expression». *Cannabis Cannabinoid Res.* 2018; vol. 3(1): pp. 120-135. Publicado 2018 Jun 1; doi: 10.1089/can.2018.0010.

35. Luciano De Petrocellis, *et al.* (2008). «Plant-Derived Cannabinoids Modulate the Activity of Transient Receptor Potential Channels of Ankyrin Type-1 and Melastatin Type-8». *Journal of Pharmacology and Experimental Therapeutics.* June 2008, vol. 325 (3): pp. 1007-1015; doi: 10.1124/jpet.107.134809.

36. Baron, E.P., *et al.* (2018). «Patterns of Medicinal Cannabis Use, Strain Analysis, and Substitution Effect Among Patients with Migraine, Headache, Arthritis, and

### Neuroprotector

Un estudio coreano de 2023 concluyó que el THCA y el CBDA son capaces de recuperar déficits de memoria en modelos de alzhéimer.[37] Los ratones tratados con estos cannabinoides ácidos mostraron una función cognitiva superior en comparación con los controles. Además, el CBDA y el THCA redujeron los niveles de Aβ y p-tau, aliviaron la dishomeostasis del calcio y mostraron efectos neuroprotectores en neuronas primarias.

### Hepatoprotector

Otro estudio español de 2021 concluyó que el THCA es capaz de prevenir la fibrogénesis hepática y la inflamación en daños hepáticos inducidos químicamente y por obesidad.[38] En el diseño de la investigación se alimentó a ratones durante 23 semanas con una dieta alta en grasas y se fue observando cómo comenzaban a tener un hígado graso muy diferente al de los controles alimentados correctamente. Durante las últimas 3 semanas se les continuó alimentando con la misma dieta alta en grasas más THCA y se pudo constatar cómo los hígados de los ratones enfermos comenzaron a mejorar.

Las imágenes del estudio resultan impresionantes, ya que se puede constatar en ellas la comparativa entre el hígado del ratón cuando está sano, lo cual sirve de control, después se observan los daños causados mediante la administración de una dieta alta en grasas que va engrasando el hígado y, por último, se puede observar que al introducir el THCA, aun cuando la administración de la dieta alta en grasas continúa, el hígado se aprecia menos congestionado.

Chronic Pain in a Medicinal Cannabis Cohort». *J Headache Pain,* vol. 19, 37; doi.org/10.1186/s10194-018-0862-2.

37. Juyong Kim *et al.* (2023). «The Cannabinoids, CBDA and THCA, Rescue Memory Deficits and Reduce Amyloid-Beta and Tau Pathology in an Alzheimer's Disease-like Mouse Model Int». *J. Mol. Sci.* (2023), vol. 24(7), 6827; doi.org/10.3390/ijms24076827.

38. Beatriz Carmona-Hidalgo, *et al.* (2021). «Δ9-Tetrahydrocannabinolic Acid Markedly Alleviates Liver Fibrosis and Inflammation in Mice». *Phytomedicine,* (2020); doi.org/10.1101/2020.05.11.088070.

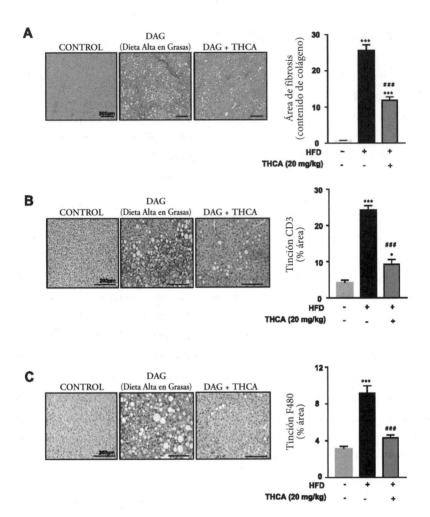

Δ9-THCA alivia la fibrosis hepática y la inflamación inducida por la dieta rica en grasas (DAG). (A) Imágenes representativas de tinción de colágeno hepático con tinte rojo de picrosirius (panel izquierdo) y la correspondiente cuantificación (panel derecho) en ratones alimentados con DAG durante 23 semanas y tratados durante las últimas 3 semanas con Δ9-THCA o vehículo, en comparación con el grupo CONTROL correspondiente tratado con vehículo. Imágenes capturadas a x10. (B) Imágenes representativas de secciones hepáticas inmunotincionadas para CD3 (panel izquierdo) y la cuantificación de la zona relativa positiva para CD3 (panel derecho). Imágenes capturadas a × 20. (D) Imágenes representativas de inmunotinción para F4/80 en secciones hepáticas (panel izquierdo) y la cuantificación correspondiente (panel derecho). Imágenes capturadas a × 20. Las barras de escala representan 200 μm. Los valores se expresan como media ± SEM (n = 4 animales por grupo). * p < 0,05, p < 0,001 vs. grupo CD; p < 0,001 vs. grupo DAG (ANOVA seguido por la prueba de Tukey). *Gráfica tomada de Beatriz Carmona-Hidalgo, et al. (2021).*

## Cannabinoides ácidos y COVID-19

Por último, vamos a resumir un importantísimo estudio realizado por el Instituto Linus Pauling, del Departamento de Ciencias Farmacéuticas de la Universidad Estatal de Oregón en coordinación con la Facultad de Microbiología Molecular e Inmunología de la Universidad de Ciencias y Salud de Oregón, donde se probaron varios cannabinoides en cultivos humanos infectados y se clasificaron por su afinidad con la proteína spike del virus.[39]

La unión de una proteína spike del SARS-CoV-2 al receptor de la superficie celular humana angiotensina-2 (ACE2) es un paso crítico durante la infección de células humanas. Por lo tanto, los inhibidores de la entrada al receptor podrían usarse para prevenir la infección por SARS-CoV-2 y para acortar el curso de las infecciones por COVID-19 al evitar que las partículas de virus infecten las células humanas.

En el estudio los ligandos con las afinidades más altas a la proteína spike y mayores tiempos de retención fueron los cannabinoides ácidos: THCA, CBGA y CBDA. Los cannabinoides THC, Δ8THC, CBN, CBG, CBC y CBD mostraron una unión débil o nula. ¿Qué quiere decir esto? Que fumar un porro, tomar un aceite de CBD, un extracto con THC o comer algún comestible que los contenga, no te protege. Estas gráficas fueron tomadas del estudio mencionado:

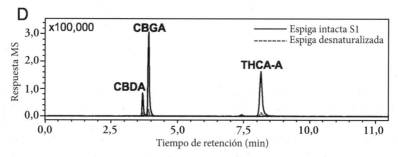

Unión de ácidos cannabinoides. MagMASS se utilizaron extractos de cáñamo como ligandos para la selección por afinidad e identificación de ácidos cannabinoides

39. Richard B. *et al.* (2022). «Cannabinoids Block Cellular Entry of SARS-CoV-2 and the Emerging Variants». *Nat. Prod.* 2022, vol. 85, 1: pp. 176-184, 2022 Jan 10; doi.org/10.1021/acs.jnatprod.1c00946.

(0,10 μM cada uno) en este cromatograma confirmatorio, como controles negativos se usaron S1 desnaturalizados, que no mostraron cambios significativos. *Gráfica tomada de Richard B. et al. (2022).*

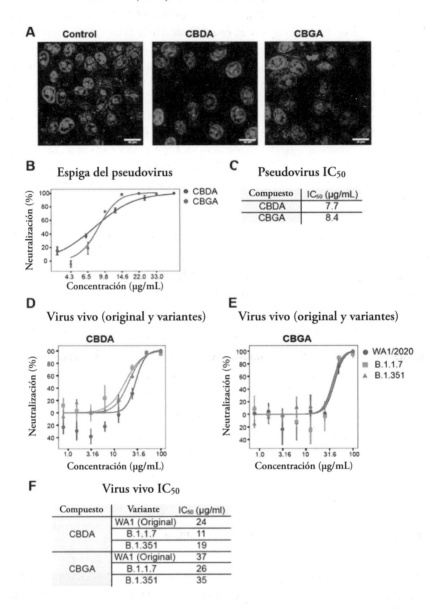

Los compuestos probados bloquean la entrada viral de SARS-CoV-2 a través de la unión con la proteína spike. Neutralización de lentivirus pseudotipados de proteína spike y múltiples variantes del virus vivo SARS-CoV-2 por cannabinoides CBDA y CBGA. (A) Imágenes representativas de microscopía de alta resolución de SARS-

CoV-2 (WA1/2020) células Vero E6 infectadas tratadas con 25 μg/ml de CBDA, CBGA o vehículo (control). Las células se tiñeron con anticuerpo anti-ds-RNA (rojo) para visualizar los sitios de replicación formados durante la infección. Se usó DAPI (azul) para teñir los núcleos. (B) Infección de células ACE2 293T con SARSCoV-Lentivirus pseudotipado de 2 picos en presencia de CBDA o CBGA. El porcentaje de neutralización se determinó mediante la cuantificación de GFP total señal resultante de una infección exitosa por pseudovirus, normalizada al control del vehículo (n = 3). (C) Tabla de valores IC50 para experimentos de pseudovirus. (D y E) Infección con virus vivo de células Vero E6 con variantes del SARS-CoV-2 (WA1/2020, B.1.1.7 y B.1.351) en presencia de CBDA (D) o CBGA (E). El porcentaje de neutralización se normalizó a los pozos de control de vehículos (n = 3). (F) Tabla de valores IC50 para experimentos con virus vivos que se muestran en D y E. Los valores de IC50 se determinaron ajustando los datos a un modelo de tres parámetros para experimentos de pseudotipo de infección (C) e infección viva (F). *Gráfica tomada de Richard B.* et al. *(2022).*

El ensayo encontró que después de 24 horas de infección, las células infectadas no contenían ARN viral cuando éstas fueron tratadas con CBDA o CBGA. Gracias a esta investigación publicada en enero de 2022, se confirmó que los cannabinoides ácidos bloquean la infección de las células epiteliales humanas. Más importante aún tanto el CBDA como el CBGA bloquean la infección en vivo del virus SARS-CoV-2 y otras variantes de preocupación, incluido el B.1.1.7 y B.1.351.

¿Dónde encontramos estos cannabinoides ácidos para poder protegernos con ellos? Recordemos que sólo se encuentran en la planta de cannabis recién cortada, en sus hojas y flores frescas y crudas. También, como hemos visto, al ser hidrosolubles, es posible preparar una infusión de hojas y flores de cannabis hirviéndola durante 15 a 18 minutos.


## El cannabis crudo es un remedio compasivo

Remedios compasivos son aquellos que se administran a un paciente desahuciado antes de que el fármaco que contiene sus principios activos haya pasado por las tres fases de estudios clínicos requeridos antes de su venta en farmacias.

Un artículo posterior al estudio acerca de los cannabinoides ácidos y el COVID-19, realizado por integrantes de un consorcio de cannabis medicinal, discute si estos hallazgos pueden o no trasladarse desde la investigación a la farmacia.[40]

Su opinión es que el tratamiento, de ser viable, sería costoso. Calculan que el valor comercial de un extracto de cannabinoides ácidos es de 200 dólares o más. No obstante, consumirlos directamente de la planta fresca y cruda es relativamente barato si cultivamos nuestras propias plantas.

También indican que la toma con fines de protección debe ser constante, ya que la concentración va menguando con el paso de las horas. El artículo ofrece esta gráfica:

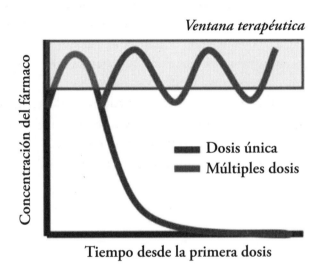

Perfil farmacocinético hipotético de un fármaco con ventana terapéutica. La región sombreada es la concentración necesaria para proporcionar un efecto terapéutico, como bloquear la entrada de virus en las células. Debido a una vida media corta, se necesitarían múltiples dosis por día de los cannabinoides activos identificados por el estudio de van Breemen para alcanzar esta concentración. Estas altas dosis nunca se han estudiado en humanos ni están fácilmente disponibles o son asequibles. Gráfica tomada de Brown JD, *et al.* (2022).

40. Brown JD, *et al.* (2022). «Cannabis or Cannabinoids Protect You from SARS-CoV-2 Infection or Treat COVID-19?». *Med Cannabis Cannabinoids.* 2022 Feb 25; vol. 5(1): pp. 32-35; doi: 10.1159/000522472. PMID: 35702401; PMCID: PMC9149510.

¿El consumo diario de ensaladas o zumos preparadas con hojas y flores de cannabis podría ofrecer esta protección continua que se requiere para permanecer siempre protegidos contra el COVID-19 y sus variantes?

Si bien la dosificación de cannabinoides ácidos no se ha estudiado en humanos, hay constancia acerca del consumo de las hojas crudas en la antigüedad sin advertencia alguna sobre casos letales incluso en sobredosis.[41]

También hay una amplia colección de reportes de casos[42] y libros en inglés acerca de los beneficios de la jugoterapia cannábica. Todos ellos constatan no sólo la seguridad en el consumo diario de bebidas preparadas con hojas de cannabis, sino también los múltiples beneficios que van desde el alivio de síntomas mentales diversos hasta la remisión total de enfermedades físicas consideradas incurables como la artritis reumatoide.[43]

Por lo tanto, en términos generales, el consumo diario de bebidas o ensaladas preparadas con hojas y flores de cannabis puede considerarse un remedio compasivo para personas que no han encontrado alternativas terapéuticas clínicamente estudiadas en humanos.

---

41. José Antonio Ramos Atance, *Historia del cannabis*, Ed. Catarata, México 2016.
42. www.cannabis-med.org/english/studies.htm
43. Tina Clark, *Raw Cannabis, juice health benefits report*. Anónimo. *Raw Cannabis: Juicing fresh Cannabis leaves*, Rider Management inc. Katie Marsh, *Juicing Cannabis for healing*, las tres son ediciones de autor en Amazon.

## *Puntos clave*

En comparación con sus contrapartes neutras o descarboxiladas, la limitada investigación preclínica de los cannabinoides ácidos sugiere que:

- La retención de THCA es ligeramente mejor que la del THC, mientras que el CBDA se absorbe al menos dos veces más que el CBD.
- Pueden funcionar igual de bien para modular la respuesta inmune y disminuir el dolor.
- Son más potentes para el control de las náuseas y los vómitos, calmar la inflamación en general, así como para proteger nuestros corazones y cerebros debido a su acción antioxidante.
- Son menos efectivos que el CBD y el THC para tratar el cáncer, pero son mejores para alterar la expresión de genes asociados con metástasis invasivas, lo que podría evitar su propagación.
- Son los únicos que pueden prevenir la aparición del COVID-19 y sus variantes conocidas y detener su progresión.
- Por lo tanto, únicamente en casos de cáncer sería aconsejable combinar cannabinoides ácidos con cannabinoides descarboxilados, para todo lo demás, los ácidos funcionan mejor.

Entonces: ¿por qué no consumir cannabinoides ácidos? Recordemos una vez más que esto se puede conseguir fácilmente comiendo ensaladas o bebiendo zumos verdes o infusiones preparadas con flores y hojas frescas de cannabis.

# Capítulo II

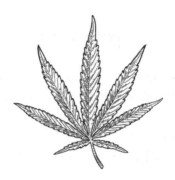

# Nutrición cannábica

**Tabla 1.** Descripción general de los compuestos identificados en el cannabis[1]

| Clase de compuesto | Compuestos identificados |
| --- | --- |
| Terpenoides | > 120 |
| Cannabinoides | > 70 |
| Hidrocarburos | 50 |
| Azúcares y compuestos relacionados | 34 |
| Compuestos nitrogenados | 27 |

1. Tabla tomada y traducida de Arno Hazekamp, *et al.* (2010). «Chemistry of Cannabis, Comprehensive Natural Products II». *Elsevier,* 2010, pp. 1033-1084; doi. org/10.1016/B978-008045382-8.00091-5.

| | |
|---|---|
| Fenoles no cannabinoides | 25 |
| Flavonoides | 23 |
| Ácidos grasos | 22 |
| Ácidos simples | 21 |
| Aminoácidos | 18 |
| Cetonas simples | 13 |
| Ésteres simples y lactonas | 13 |
| Aldehídos simples | 12 |
| Proteínas, glicoproteínas y enzimas | 11 |
| Esteroides | 11 |
| Elementos | 9 |
| Alcoholes simples | 7 |
| Pigmentos | 2 |
| Vitamina | 1 (vitamina K) |

Estos datos se publicaron en 2010 en un artículo elaborado por el equipo del doctor Arno Hazekamp, quien participó en la creación del programa de cannabis medicinal del Ministerio de Salud holandés y fundó el laboratorio donde se analizaron diferentes variedades de plantas de cannabis para identificar cada uno de sus principales compuestos.

En 2020 en Canadá otro equipo de investigadores publicó un perfil de los cuatro principales compuestos bioactivos (cannabinoides, terpenoides, flavonoides y esteroles) que pudieron cuantificarse por separado en raíces, tallos, hojas y flores de cannabis.

**Tabla 2.** Proporción de compuestos bioactivos en las diferentes partes de la planta de cannabis[2]

| Parte | Cannabinoides | Terpenoides | Flavonoides | Esteroles |
|-------|---------------|-------------|-------------|-----------|
| Flores | 15,77-20,37 % | 1,28-2,14 % | 0,07-0,14 % | |
| Hojas | 1,10-2,10 % | 0,13-0,28 % | 0,34-0,44 % | 0,04-0,05 % |
| Tallos | | 0,07-0,08 % | | 0,05-0,15 % |
| Raíces | | 0,13-0,24 % | | 0,06-0,09 % |

Como puede apreciarse, a pesar de la creencia común de que los cannabinoides sólo se encuentran en las flores, también están presentes en las hojas, en una proporción cercana al 10 % con relación a éstas. Debido a este desconocimiento, en la industria cannábica contemporánea se desperdician los cannabinoides ácidos contenidos en las hojas verdes de cannabis, que suelen desecharse o en el mejor de los casos, compostarse, en vez de ser aprovechadas.

Las hojas verdes de cannabis son un vegetal esencial, que no sólo contienen una pequeña cantidad de cannabinoides ácidos, sino también todas las propiedades nutricionales de cualquier otro vegetal verde, como veremos más adelante.

## Cannabinoides

Otro equívoco importante y ampliamente difundido, nos ha hecho creer que las flores de las plantas macho no contienen cannabinoides. Sin embargo, esto no es así. En 2019 un equipo de investigadores en

---

2. Tabla comparativa de elaboración propia utilizando los valores de Jin D, *et al.* (2020). «Secondary Metabolites Profiled in Cannabis Inflorescences, Leaves, Stem Barks, and Roots for Medicinal Purposes». *Sci Rep.* 2020 Feb 24; vol. 10(1): 3309; doi: 10.1038/s41598-020-60172-6. PMID: 32094454; PMCID: PMC7039888.

Hungría recolectó muestras de plantas silvestres de cannabis sin THCA ni THC, denominado hemp, y constataron que tanto hembras como machos contienen CBDA y CBD.

**Tabla 3.** Cuantificación de CBD y CBDA en extractos de etil acetato de *Cannabis sativa* var. *Spontanea* obtenidos con tres determinaciones.[3]

| Parte de la planta | CBD (% w/w) | CBDA (% w/w) |
| --- | --- | --- |
| Inflorescencia hembra | 0,86-0,01 | 0,39-0,01 |
| Inflorescencia macho | 0,79-0,02 | 0,32-0,01 |
| Hojas | 0,21-0,02 | 0,24-0,01 |

Otro estudio comparativo realizado conjuntamente por especialistas de Suecia y Líbano comparó 10 muestras de plantas de cannabis obtenidas en Beirut, donde se puede apreciar que tanto las flores hembra como las macho contienen cannabinoides y ofrecen el interesante dato de que las hojas cercanas a las flores tienen más cannabinoides que las hojas inferiores:

3. Tabla reproducida y traducida de Nagy DU, *et al.* (2019). «Chemical Characterization of Leaves, Male and Female Flowers from Spontaneous Cannabis (Cannabis sativa L.) Growing in Hungary». *Chem Biodivers.* 2019 Mar; vol. 16(3): e1800562; doi: 10.1002/cbdv.201800562. Epub 2019 Feb 12. PMID: 30548994.

**Tabla 4.** Cannabinoides (%) peso en material seco[4]

|  | Macho | | Hembra | |
| Parte de la planta | Δ9-THC | CBD | Δ9-THC | CBD |
| --- | --- | --- | --- | --- |
| Flores | 1,6 | 0,03 | 2,6 | 0,06 |
| Hojas superiores | 0,6 | 0,01 | 1,8 | 0,02 |
| Hojas inferiores | 0,2 | 0,01 | 0,3 | 0,01 |
| Tallos | 0,00 | 0,00 | 0,02 | 0,00 |

En 2020, en Italia, otro equipo de investigadores publicó un análisis químico que fue diseñado para cuantificar varios de sus compuestos durante diferentes momentos de la cosecha (de junio a septiembre).[5]

Encontraron que sus concentraciones dependen no sólo de la variedad, sino también del período en el que se recolectan:

- El principal cannabinoide presente en las inflorescencias que era el CBD mostró un incremento paulatino durante la temporada, logrando en septiembre un nivel tres veces superior al valor inicial.
- El contenido de THC aumentó cuatro veces de junio a julio, se mantuvo constante de julio a agosto y luego aumentó en septiembre.
- El contenido de CBG disminuyó de junio a julio y luego volvió al valor inicial.
- Sólo se detectó CBN en junio.

4. Tabla reproducida y traducida de C.I Abou-Chaar, *et al.* (2021). «*Cannabis sativa* Chemical Constituents». Stockholm, Sweden, 1981, consultado en línea nov. 2021: www.unodc.org/unodc/en/data-and-analysis/bulletin/bulletin_1981.html#n001
5. Ingallina C, *et al.* (2020). *Cannabis sativa* L. Inflorescences from Monoecious Cultivars Grown in Central Italy: An Untargeted Chemical Characterization from Early Flowering to Ripening. Molecules. 2020 Apr 20; vol. 25(8): 1908; doi: 10.3390/molecules25081908. PMID: 32326129; PMCID: PMC7221798.

- El CBC estuvo presente sólo en junio y julio, alcanzando el valor más alto en julio.
- Con relación a los terpenoides, algunos mostraron un incremento paulatino durante toda la temporada, otros mostraron la tendencia opuesta y algunos sólo estuvieron presentes en el último mes.
- Los aminoácidos mostraron una concentración máxima después de un mes (en julio) y una disminución en el cuarto mes, al final de la temporada (septiembre).

Estos datos sirven mucho para saber cuándo debemos cosechar, en función de si lo que pretendemos utilizar son sus propiedades farmacológicas o nutricionales. Por ejemplo, si buscamos aminoácidos como fuente de proteína vegetal, tendremos que cosechar la planta un mes antes del fin de la temporada, cuando están en su apogeo, mientras que, si preferimos hacer uso de los cannabinoides, tendremos que esperar hasta el final de la floración.

## Clorofila

Es el pigmento liposoluble que da a las plantas y algas su color verde. Gracias a ella son capaces de utilizar la energía del Sol (fotosíntesis). La estructura básica de la clorofila es un anillo similar al de la hemoglobina, aunque el átomo central de la clorofila es magnesio en lugar de hierro. Se recomienda para:

- oxigenar la sangre
- alcalinizar el cuerpo
- fortalecer el sistema inmune
- equilibrar la glucosa
- desintoxicar el cuerpo
- normalizar la presión arterial
- combatir hongos patógenos[6]

6. MCatherine Ulbricht, *et al.* (2014). «An Evidence-Based Systematic Review of Chlorophyll by the Natural Standard Research Collaboration». *Journal of Dietary Supplements*, 11:2, 198-239; doi: 10.3109/19390211.2013.859853.

En una revisión sistemática de estudios acerca del uso de clorofila para distintos padecimientos,[7] se citan los siguientes: protección contra el herpes, leucopenia, desórdenes metabólicos y envenenamiento, entre otros.

La acumulación de contaminantes orgánicos en el cuerpo, como dioxinas y bifenilos policlorados (PCB), tiene diversos efectos adversos para la salud. Una investigación con personas intoxicadas ha probado que una dieta rica en clorofila puede aumentar la eliminación de PCDF y PCB. Los beneficios pueden deberse a la activación de las enzimas hepáticas de fase II, lo que resulta en una mayor eliminación de toxinas.[8]

Al ser un compuesto antiinflamatorio, la clorofila es muy eficaz para frenar el aumento de inflamaciones producidas por diferentes bacterias. Esta sustancia es especialmente eficaz para el tratamiento de la artritis.[9]

Se ha investigado con resultados positivos como elemento de protección contra el daño oxidativo y su mecanismo,[10] para controlar el peso[11] e incluso para generar más energía (ATP) y aumentar la longitud de la vida en los mamíferos.[12]

7. Ulbricht C, *et al.* (2014). «An Evidence-Based Systematic Review of Chlorophyll by the Natural Standard Research Collaboration». *J Diet Suppl.* 2014 Jun; 11(2): 198-239; doi: 10.3109/19390211.2013.859853. PMID: 24670123.

8. Ochida Y, *et al.* (2007). «Reduction of Dioxins and Polychlorinated Biphenyls (Pcbs) in Human Body». *Fukuoka Igaku Zasshi.* 2007; 98(4): 106-113.

9. *J. Nat. Prod.* 2020, vol. 83, 4, pp. 1107-1117. Publication Date: 2020 Feb 24. American Chemical Society and American Society of Pharmacognosy; https://doi.org/10.1021/acs.jnatprod.9b01116.

10. Zhang YL, *et al.* (2012). «The Protective Effect of Chlorophyllin Against Oxidative Damage and its Mechanism». *Zhonghua Nei Ke Za Zhi.* 2012 Jun; vol. 51(6): pp. 466-70. Chinese. PMID: 2294375.

11. Li Y, *et al.* (2019). «Chlorophyll Supplementation in Early Life Prevents Diet-Induced Obesity and Modulates Gut Microbiota in Mice». *Mol Nutr Food Res.* 2019 Nov; vol. 63(21): e1801219; doi: 10.1002/mnfr.201801219. Epub 2019 Aug 5. PMID: 31338957.

12. Xu C, *et al.* (2013). «Light-Harvesting Chlorophyll Pigments Enable Mammalian Mitochondria to Capture Photonic Energy and Produce ATP». *J Cell Sci.* 2014 Jan 15; vol. 127(Pt 2): pp. 388-99; doi: 10.1242/jcs.134262. Epub 2013 Nov 6. PMID: 24198392; PMCID: PMC6518289.

Sobre todo, la clorofila se ha estudiado para prevenir y tratar el cáncer. En este campo se ha visto que mejora la oxigenación de las células y las protege del ataque de una sustancia cancerígena llamada aflatoxina B1 que puede encontrarse en algunos productos cárnicos y en la combustión de tabaco.[13]

*ATENCIÓN: Las únicas fuentes de clorofila son las algas y las hojas verdes de las plantas comestibles, como el cannabis. El aumento de temperatura de la cocción destruye la clorofila, por lo que las algas y las hojas verdes deben consumirse crudas a fin de obtener los numerosos e imprescindibles beneficios de la clorofila.*

## Aminoácidos

Son los precursores nutricionales de las proteínas necesarias para el crecimiento, reparación y mantenimiento de todas las células del cuerpo humano. Hay 10 que se consideran esenciales y debemos consumirlos a través de la alimentación (histidina, isoleucina, leucina, lisina, metionina, fenilalanina, treonina, triptófano, valina, alanina). Hay 3 no esenciales que nuestro organismo es capaz de sintetizar (asparagina, ácido aspártico, ácido glutámico). Y existen 7 más, llamados condicionales (arginina, cisteína, glutamina, tirosina, glicina, prolina, serina), que sólo podemos sintetizar cuando nos encontramos libres de estrés o enfermedad y contamos con los precursores nutricionales adecuados o las bacterias intestinales que los producen o facilitan su producción. En caso contrario, también debemos ingerirlos.[14]

En 2014 un equipo de investigación en Nigeria, buscando fuentes vegetales de proteína para alimentar peces, analizó con detenimiento los aminoácidos del cannabis. La siguiente tabla muestra los valores estimados que se encontraron en 500 mg de una muestra de planta seca

13. Ferruzzi, M.G., *et al.* (2007). «Digestion, Absorption, and Cancer Preventative Activity of Dietary Chlorophyll Derivatives». *Nutrition Research,* vol. 27: pp. 1-12.
14. Aminoácidos: medlineplus.gov/spanish/ency/article/002222.htm

y pulverizada distribuida de la siguiente manera: hojas: 398,86 g; tallos: 65,33 g, y semillas: 14,62 g.

**Tabla 5.** Composición aproximada de hojas, tallos y semillas de *Cannabis sativa* cultivada en Jos (Nigeria)[15]

| Composición aproximada (%) | Hojas | Tallos | Semillas |
|---|---|---|---|
| Proteína bruta | 23,28 | 17,20 | 20,19 |
| Fibra bruta | 18,95 | 23,13 | 25,36 |
| Extracto de éter | 19,97 | 8,02 | 9,31 |
| Ceniza | 11,18 | 6,78 | 7,20 |
| Humedad | 6,87 | 5,16 | 5,91 |
| NFE | 19,25 | 39,70 | 32,03 |

En esta muestra en particular, debido a las condiciones dadas por la tierra donde fue cultivada y el momento en que fue cosechada, se registraron los siguientes valores para los distintos aminoácidos englobados bajo el concepto de proteína en la tabla anterior:

---

15. Tabla reproducida y traducida de Audu, B.S.; *et al.* (2014). «Phytochemical, Proximate Composition, Amino Acid Profile and Characterization of Marijuana *(Cannabis sativa L.)*». *J. Phytopharm.* 2014, vol. 3, pp. 35-43.

**Tabla 6.** Composición de aminoácidos de hojas, tallos y semillas de *Cannabis sativa* obtenida de Jos (Nigeria).

| Concentración de aminoácidos (g / 100 g de proteína) | | | |
|---|---|---|---|
| Perfil | Hojas | Tallo | Semillas |
| Lisina | 3,84 | 0,86 | 1,24 |
| Histidina | 2,21 | 1,01 | 0,69 |
| Arginina | 4,32 | 2,59 | 3,11 |
| Ácido aspártico | 8,25 | 2,11 | 1,55 |
| Treonina | 2,26 | 1,99 | 1,71 |
| Serina | 3,15 | 0,49 | 0,33 |
| Ácido glutámico | 10,00 | 4,24 | 7,73 |
| Prolina | 2,85 | 0,61 | 0,51 |
| Glicina | 2,79 | 1,10 | 0,38 |
| Alanina | 4,03 | 1,06 | 3,49 |
| Cistina | 0,79 | 0,52 | 0,40 |
| Valina | 3,91 | 0,75 | 1,10 |
| Metionina | 0,89 | 0,55 | 0,31 |
| Isoleucina | 3,23 | 1,01 | 0,57 |
| Leucina | 7,10 | 3,00 | 2,13 |
| Norleucina | ND | ND | ND |
| Tirosina | 3,02 | 0,95 | 1,27 |
| Fenilalanina | 3,94 | 2,06 | 0,86 |

*ND: No determinado. Tabla reproducida y traducida de Audu et al., 2014*[16]

16. Audu, B.S. *et al.* (2014). «Phytochemical, Proximate Composition, Amino Acid Profile and Characterization of Marijuana *(Cannabis Sativa L.)*». *J. Phytopharm.* 2014, vol. 3, pp. 35-43.

En un metaestudio de la Universidad de Texas acerca de las funciones de los aminoácidos para el crecimiento, la reproducción y la salud[17] se resumen diferentes investigaciones acerca de los beneficios particulares de cada uno de los distintos aminoácidos. La siguiente información pertenece a cinco aminoácidos distintos tomados como ejemplo.

- Arginina: componente importante del colágeno, aumenta el tamaño y la actividad de la glándula del timo (inmunocélulas T), metaboliza y expulsa amoniaco, estimula el páncreas, aumenta la masa muscular.
- Ácido aspártico: rejuvenece la actividad celular, aumenta la resistencia, metaboliza y expulsa amoniaco, transporta minerales, ayuda a las funciones de reparación del ARN y el ADN.
- Ácido glutámico: combustible para el cerebro, neurotransmisor excitatorio, metaboliza grasas y azúcares, transporta potasio al líquido cefalorraquídeo, su déficit está asociado a trastornos de la personalidad.
- Leucina: reduce el nivel de glucosa, aumenta el nivel de la hormona del crecimiento (requerida para formar masa muscular y tejidos), colabora en la reparación de piel, músculos y huesos.
- Tirosina: estimula el metabolismo, ayuda a la producción de melanina (para la pigmentación de piel y cabello), indispensable para las funciones de las glándulas suprarrenales, tiroides y pituitaria, estimula la reducción de grasas, mejora el humor.

Estos datos nos permiten constatar la gran importancia nutricional de los aminoácidos contenidos en las semillas de hemp, publicitadas como la mejor fuente de proteína vegetal. Sin embargo, como se puede apreciar en la tabla 4, la mayor fuente no son las semillas, sino las hojas verdes de la planta que pueden añadirse a zumos y ensaladas.

---

17. Wu, Guoyao. (2010). «Functional Amino Acids in Growth, Reproduction, and Health». *Advances in nutrition (Bethesda, Md.),* vol. 1(1): pp. 31-37; doi: 10.3945/an.110.1008.

## Minerales y vitamina K

Para componer la sangre, las células, regular funciones orgánicas, formar huesos, dientes, órganos, hormonas y neurotransmisores, nuestros cuerpos necesitan minerales. Se requieren más de 100 mg al día de los llamados macro: calcio, fósforo, magnesio, potasio, azufre, cloro y sodio. Menos de 100 mg al día de los micro: hierro, manganeso, cobre, cobalto y zinc. Y menos de 1 mg al día de los llamados traza: yodo, cromo, molibdeno y selenio.[18]

En una muestra analizada por el doctor Brenneisen, se reportó lo siguiente: «La vitamina K es la única vitamina que se encuentra en el cannabis, mientras que la clorofila, el caroteno y las xantofilas son los principales pigmentos reportados. Se detectaron dieciocho elementos (por ejemplo, Na, K, Ca, Mg, Fe, Cu, Mn, Zn, Hg)».[19] Esta muestra estaba contaminada con mercurio (Hg). Cuando se ingiere éste u otros minerales que se consideran contaminantes (arsénico, cadmio, boro, aluminio, litio, bario, plomo, etc.) se entorpecen las funciones orgánicas y se intoxica el cuerpo.

Si la tierra en que fueron sembradas contenía todos los minerales que el cuerpo requiere, también estarán todos ellos presentes en la planta e ingresarán a nuestro cuerpo cuando las consumamos. Si la tierra estaba contaminada, como en este caso con mercurio, si las plantas fueron rociadas con pesticidas o abonadas con abonos inorgánicos, también estarán en la planta. Por eso es importante vigilar que el cannabis y todas las plantas que consumimos, hayan sido cultivadas de forma orgánica.

La vitamina K es liposoluble y es la única que se ha reportado en la planta de cannabis. Originalmente identificada por su papel en el proceso de la formación de coágulos sanguíneos (la «K» se deriva de la palabra alemana «koagulation»), esta vitamina es esencial para el fun-

18. «Principales funciones de los minerales», Fundación Española de la Nutrición 2015, fen.org.es/blog/principales-funciones-de-los-minerales-en-la-alimentacion/
19. Brenneisen R. *Chemestry and Analysis of Phytocannabinoids and Other Cannabis Constituents* en Mahmoud A. PHD *et al. Marijuana and the cannabinoids*, Humana Press.

cionamiento de varias proteínas involucrada en diversos procesos fisiológicos. Su deficiencia puede perjudicar la actividad de las proteínas dependientes de la vitamina K e incrementar el riesgo de hemorragias, osteoporosis y fracturas.[20]

## Fibra

Existen dos tipos de fibra, la téxtil y la dietética. Las plantas de cannabis cuentan con los dos tipos. En sus tallos la téxtil y en sus hojas y semillas, la dietética.[21] Esta última consiste en carbohidratos no digeribles que contienen todas las frutas y vegetales. En las últimas décadas, nuestra dieta incluye una mayor ingesta de alimentos procesados que carecen de fibra dietética, lo cual se ha asociado con enfermedad cardiovascular, baja motilidad intestinal y riesgo de carcinoma colorrectal.[22]

Consumir fibra dietética:

• alimenta a las bacterias del microbioma, especialmente las del colon
• acelera el tránsito intestinal
• elimina el colesterol perjudicial
• previene cáncer, las cardiopatías y las intoxicaciones

## Ácidos grasos

Para algunas funciones metabólicas y también estructurales, se requieren ácidos grasos poliinsaturados, por ejemplo, el ácido araquidónico, muy importante para la síntesis de los principales endocannabinoides.

20. Linus Pauling Institute, Universidad de Oregon, lpi.oregonstate.edu/es/mic/vitaminas/vitamina-K.
21. Andre CM, *et al.* (2016). «*Cannabis sativa*: The Plant of the Thousand and One Molecules». *Front. Plant Sci.* 7:19; doi: 10.3389/fpls.2016.00019.
22. Barber TM, *et al.* (2020). «The Health Benefits of Dietary Fibre». *Nutrients.* 2020 Oct 21; vol. 12(10): 3209; doi: 10.3390/nu12103209. PMID: 33096647; PMCID: PMC7589116.

Se forman en el organismo a partir de ácidos grasos precursores, ya sea de la serie omega-3 u omega-6, por eso ambos se consideran esenciales.

Los omega-3 diluyen la sangre, desinflaman y aceleran el metabolismo. Por el contrario, los omega-6 espesan la sangre, provocan inflamación y ralentizan el metabolismo. Ambos tipos se requieren en un equilibrio adecuado. Por ejemplo, la sangre no debe estar demasiado líquida, ni demasiado espesa. Por lo tanto, la carencia o desequilibrio en la ingesta de omegas puede producir serias alteraciones metabólicas.[23]

Un déficit de omega-3 se ha relacionado con mayor riesgo de deterioro cognitivo, problemas de aprendizaje y fallos de la memoria. Mientras que un consumo excesivo de omega-6 está asociado con enfermedad cardíaca, artritis, cáncer, diabetes y metástasis.[24]

Existe una competencia entre las dos familias de ácidos grasos. El exceso de omega-6 interfiere con el metabolismo de omega-3. Sin embargo, en los consumidores de cannabis se observa una tendencia a presentar menos desórdenes metabólicos y se especula que esto puede tener relación con los ácidos grasos.[25]

Como se puede constatar en tabla 1, las plantas de cannabis contienen 22 tipos diferentes de ácidos grasos, siendo los principales omega-3 y omega-6 en una proporción equilibrada. Se encuentran tanto en las hojas, como en las semillas, a partir de las cuales se produce industrialmente el aceite de hemp.

## Flavonoides

Estos compuestos también muestran una gran variedad de actividades farmacológicas y biológicas. Se han identificado alrededor de 2000 variedades de flavonoides en el reino vegetal, muchos de los cuales son responsables de los atractivos colores y sabores de las plantas comestibles.

23. Clark, Thomas *et al.* (2018). «Theoretical Explanation for Reduced Body Mass Index and Obesity Rates in Cannabis Users». 10.20944/preprints201807.0197.v1.
24. Sacha Barrio Healy, *La gran revolución de las grasas*, Alfaomega, 2014.
25. Clark, Thomas *et al.* (2018). «Theoretical Explanation for Reduced Body Mass Index and Obesity Rates in Cannabis Users». 10.20944/preprints201807.0197.v1.

El cannabis contiene un subconjunto único de flavonoides, las canflavinas. Se han identificado 23 de ellas, algunas de las cuales también son agonistas de los receptores cannabinoides CB2.[26] Se ha especulado mucho sobre el papel de estos compuestos en el efecto terapéutico del cannabis.

Un metaanálisis acerca de los flavonoides y sus posibles aplicaciones terapéuticas[27] enumera las siguientes:

- Pueden modificar la actividad de muchos sistemas enzimáticos y alterar las funciones de varios tipos de células en el cuerpo humano como las funciones inmunes, la transformación celular, el crecimiento tumoral y la metástasis.
- Son capaces de actuar como quelantes de metales y eliminar radicales libres, por lo que recientemente se ha prestado mucha atención a su papel como desintoxicantes y antioxidantes.
- Se ha informado de una correlación inversa entre la ingesta de flavonoides y el total de concentraciones plasmáticas de colesterol.
- Otras actividades biológicas reportadas incluyen efectos antibacterianos, antifúngicos y antivirales.
- Consumidos con regularidad podrían reducir el riesgo de muerte por enfermedad coronaria.

26. Arno Hazekamp, *et al.* (2010). «Chemistry of Cannabis, Comprehensive Natural Products II». Elsevier, 2010, pp. 1033-1084, ISBN 9780080453828; doi. org/10.1016/B978-008045382-8.00091-5.
27. Nijveldt RJ, *et al.* (2001). «Flavonoids: A Review of Probable Mechanisms of Action and Potential Applications». *Am J Clin Nutr.* 2001 Oct; vol. 74(4): pp. 418-25; doi: 10.1093/ajcn/74.4.418. PMID: 11566638.

R = CH$_2$-CH=C(CH$_3$)$_2$,     **Cannflavina B**

R = CH$_2$-CH=C(CH$_3$)CH$_2$-CH$_2$-CH=C(CH$_3$)$_2$,     **Cannflavina A**

Ya se ha constatado que dos flavonoides específicos de la planta de cannabis, cannflavina A y B, tienen propiedades antiinflamatorias. De hecho, cannflavina A demostró 30 veces más potencia que la aspirina.[28]

Otro estudio demostró que la cannflavina A inhibe el crecimiento de la placa β amiloide que es neurotóxica en la enfermedad de Alzheimer.[29] Cabe destacar que los flavonoides están más presentes en las hojas que en las flores de cannabis, como se puede constatar en la segunda tabla.

En 2021 se comprobó que la caflanona, otra molécula flavonoide, tiene actividad selectiva contra los virus humanos, incluido el coronavirus y es útil contra ciertos cánceres.[30] Se trata de una de las moléculas

28. Jin D, *et al.* (2020). «Secondary Metabolites Profiled in Cannabis Inflorescences, Leaves, Stem Barks, and Roots for Medicinal Purposes». *Sci Rep.* 2020 Feb 24; vol. 10(1): 3309; doi: 10.1038/s41598-020-60172-6. PMID: 32094454; PMCID: PMC7039888.

29. Eggers C, *et al.* (2019). «Novel Cannabis Flavonoid, Cannflavin A Displays Both a Hormetic and Neuroprotective Profile Against Amyloid β-Mediated Neurotoxicity in PC12 Cells: Comparison with Geranylated Flavonoids, Mimulone and Diplacone». *Biochem Pharmacol.* 2019 Nov; vol. 169: 113609; doi: 10.1016/j.bcp.2019.08.011. Epub 2019 Aug 19. PMID: 31437460.

30. Lowe H, *et al.* (2021). «Non-Cannabinoid Metabolites of *Cannabis sativa* L. with Therapeutic Potential». *Plants (Basel).* 2021 Feb 20; vol. 10(2): 400; doi: 10.3390/plants10020400. PMID: 33672441; PMCID: PMC7923270.

más prometedoras que se está probando actualmente en distintos ensayos clínicos.

## Terpenoides

Son moléculas fragantes presentes en ciertas plantas. Se producen a través de vías biosintéticas complejas. Su combinación provoca el aroma característico que sirve a la planta para atraer o repeler insectos y también tiene efectos sobre los mamíferos. En una revisión general acerca de los terpenoides vegetales más efectivos y prometedores que se utilizan actualmente en la medicina y la investigación médica,[31] se citan los siguientes, que se han encontrado tanto en el cannabis como en otras plantas:

- Limoneno: potenciador inmunológico, antidepresivo, antimutagénico.
- Mirceno: analgésico, antiinflamatorio, antibiótico, antimutagénico.
- Linalol: sedante, antidepresivo, ansiolítico, potenciador inmune, antipirético.
- β-cariofileno: cardioprotector, hepatoprotector, neuroprotector, nefroprotector, gastroprotector, quimiopreventivo, antioxidante, antiinflamatorio e inmunomodulador.
- Cariofileno: antiinflamatorio, citoprotector, antipalúdico.
- Cineol: estimulante, antibiótico, antiviral, antiinflamatorio, antinociceptivo.
- Pineno: antiinflamatorio, broncodilatador, estimulante, antibiótico, antineoplásico.

31. Bergman ME, *et al.* (2019). «Medically Useful Plant Terpenoids: Biosynthesis, Occurrence, and Mechanism of Action». *Molecules*. 2019 Nov 1; vol. 24(21): 3961; doi: 10.3390/molecules24213961. PMID: 31683764; PMCID: PMC6864776.

Un estudio sobre de la síntesis de terpenoides provenientes de *Cannabis sativa*[32] asegura que existen alrededor de 100 diferentes que influyen en las cualidades medicinales de cada planta, sin embargo, se han identificado menos de 40 simultáneamente en cada una. Como ya se puede observar en la tabla 2, se encuentran en mayor proporción en las flores, pero también están presentes en las hojas.[33]

En otra revisión específica sobre los terpenoides cannábicos, el doctor Ethan Russo destaca las propiedades de los siguientes: limoneno, mirceno, a-pineno, linalol, β-cariofileno, óxido cariofileno, nerolidol y fitol. Comenta que los terpenoides comparten un precursor con los fitocannabinoides, por lo que también son bastante potentes y, cuando los inhalamos, incluso del aire ambiental, provocan cambios a niveles séricos. En su opinión, los terpenoides podrían producir sinergia con los cannabinoides y flavonoides para el tratamiento del dolor, inflamación, depresión, ansiedad, adicción, epilepsia, cáncer, infecciones fúngicas y bacterianas, incluidas algunas resistentes a los antibióticos. También presenta evidencia científica de que pueden actuar como antídotos para contrarrestar los efectos psicoactivos del THC incrementando sus utilidades terapéuticas.[34]

La evidencia disponible sugiere que, dada la amplia disponibilidad de los terpenoides en plantas comestibles sin toxicidad como el cannabis, éstas pueden promoverse como alimento nutracéutico y funcional para la salud y el bienestar general.[35]

32. Booth JK, *et al.* (2017). «Terpene synthases from *Cannabis sativa*». *PLoS One.* 2017 Mar 29; vol. 12(3): e0173911; doi: 10.1371/journal.pone.0173911. PMID: 28355238; PMCID: PMC5371325.

33. Jin D, *et al.* (2020). «Secondary Metabolites Profiled in Cannabis Inflorescences, Leaves, Stem Barks, and Roots for Medicinal Purposes». *Sci Rep.* 2020 Feb 24; vol. 10(1): 3309; doi: 10.1038/s41598-020-60172-6. PMID: 32094454; PMCID: PMC7039888.

34. Russo EB. (2011). «Taming THC: Potential Cannabis Synergy and Phytocannabinoid-Terpenoid Entourage Effects». *Br J Pharmacol.* Aug; 163(7): 1344-64; doi: 10.1111/j.1476-5381.2011.01238.x. PMID: 21749363; PMCID: PMC3165946.

35. Radwan, Mohamed *et al.* (2021). «Cannabinoids, Phenolics, Terpenes and Alkaloids of Cannabis». *Molecules*, vol. 26. 2774. doi: 10.3390/molecules26092774.

## Esteroles

Los esteroles vegetales desarrollan su acción en el intestino, donde dificultan la absorción del colesterol aumentando su eliminación a través de las heces. La planta de cannabis contiene esteroles en las hojas, los tallos y las raíces. Concretamente se han identificado tres: campesterol, estigmasterol y β-sitosterol.[36]

Un estudio realizado en España sugiere que el consumo de 2 gramos diarios de esteroles de origen vegetal reduce la concentración plasmática del colesterol asociado a lipoproteínas de baja densidad alrededor de un 10 %.[37]

36. Jin D, *et al.* (2020). «Secondary Metabolites Profiled in Cannabis Inflorescences, Leaves, Stem Barks, and Roots for Medicinal Purposes». *Sci Rep.* 2020 Feb 24; vol. 10(1): 3309; doi: 10.1038/s41598-020-60172-6. PMID: 32094454; PMCID: PMC7039888.

37. Pascual Fuster Vicente (2017). «Utilidad de los esteroles vegetales en el tratamiento de la hipercolesterolemia, Nutrición Hospitalaria». *Nutr. Hosp.,* vol. 34, supl. 4. Madrid 2017; doi.org/10.20960/nh.1574.

## *Puntos clave*

Las plantas del cannabis son altamente nutritivas y fáciles de cultivar en casa con propósitos alimenticios.

- Las hojas tienen aproximadamente el 10 % de cannabinoides que las flores.
- Las flores de las plantas macho, en sus sacos de polen, también contienen cannabinoides.
- Las concentraciones de THC y CBD son más altas al final de la temporada de crecimiento de la planta.
- Otros cannabinoides pueden presentar concentraciones superiores antes de la cosecha.
- La cantidad y el tipo de terpenoides difiere a lo largo del crecimiento de la planta.
- Las flores tienen una mayor concentración de terpenoides.
- La mayor cantidad de aminoácidos se encuentra presente en las hojas un mes antes del final de la floración.
- Las semillas contienen más fibra que las hojas.
- Las hojas contienen mayores concentraciones de proteína (aminoácidos) que las semillas.
- Las hojas contienen más flavonoides que las flores.
- Las hojas, los tallos y las raíces contiene esteroles en proporciones bastante similares.
- Las hojas contienen vitamina K y clorofila.
- Las hojas y las semillas contienen ácidos grasos en equilibrio (omega 3 y omega 6).

Las flores y hojas crudas, así como las semillas y el aceite hecho con ellas, son fáciles de incorporar a las comidas. Pueden añadirse a zumos, ensaladas y aderezos.

# Capítulo III

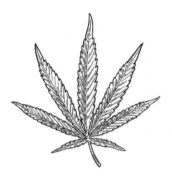

# Salud mental, cannabinoides y microbioma

Se ha demostrado, tanto en estudios preclínicos en animales como en humanos, que el sistema endocannabinoide se altera en varias afecciones neuropsiquiátricas, que incluyen las siguientes:

- Ansiedad[1]
- Síndrome de Estrés Postraumático (SEPT)[2]
- Depresión[3]

1. Lutz B, *et al.* (2015). «The Endocannabinoid System in Guarding Against Fear, Anxiety and Stress». *Nat Rev Neurosci.* 2015; vol. 16(12): pp. 705–718; doi: 10.1038/nrn4036.
2. Hill MN, *et al.* (2018). «Integrating Endocannabinoid Signaling and Cannabinoids Into the Biology and Treatment of Posttraumatic Stress Disorder». *Neuropsychopharmacology.* 2018; vol. 43(1): pp. 80-102; doi: 10.1038/npp.2017.162.
3. Smaga I, *et al.* (2014). «The Endocannabinoid/Endovanilloid System and Depression». *Curr Neuropharmacol.* 2014; vol. 12(5): pp. 462-474; doi: 10.2174/1570159X12666140923205412.

- Trastornos alimentarios[4]
- Psicosis y esquizofrenia[5]
- Trastornos del espectro autista (TEA)[6]
- Trastorno por déficit de atención e hiperactividad (TDAH)[7]

De tal forma que la investigación farmacéutica más reciente está apuntando a controlar la expresión de las enzimas involucradas en la síntesis de endocannabinoides (FAAH, para AEA y MAGL para 2-AG)[8] y, paralelamente, se han estado probando distintos cannabinoides con diferentes índices de éxito o fracaso.

Lo que sigue es una tabla de elaboración propia que resume los hallazgos acerca del tono endocannabinoide en diversos diagnósticos clínicos de salud mental, así como los cannabinoides que se han sugerido o desaconsejado como apoyo en el tratamiento:

4. Scherma M, *et al.* (2014). «The Role of the Endocannabinoid System in Eating Disorders: Neurochemical and Behavioural Preclinical Evidence». *Curr Pharm Des.* 2014; vol. 20(13): pp. 2089-2099; doi: 10.2174/13816128113199990429.

5. Fakhoury M. (2017). «Role of the Endocannabinoid System in the Pathophysiology of Schizophrenia». *Mol Neurobiol.* 2017; vol. 54(1): pp. 768-778; doi: 10.1007/s12035-016-9697-5.

6. Zamberletti E, *et al.* (2017). «The Endocannabinoid System and Autism Spectrum Disorders: Insights from Animal Models». *Int J Mol Sci.* 2017; vol. 18(9): 1916; doi: 10.3390/ijms18091916.

7. Cooper RE, *et al.* (2017). «Cannabinoids in Attention-Deficit/Hyperactivity Disorder: A Randomised-Controlled Trial». *Eur Neuropsychopharmacol.* 2017; vol. 27(8): pp. 795-808 doi: 10.1016/j.euroneuro.2017.05.005.

8. Ren SY, *et al.* (2020). «Potential Application of Endocannabinoid System Agents in Neuropsychiatric and Neurodegenerative Diseases-Focusing on FAAH/MAGL Inhibitors». Mar 18; doi: 10.1038/s41401-020-0385-7.

| Diagnóstico | Tono endocannabinoide | Cannabinoides recomendados |
| --- | --- | --- |
| Anorexia | Bajo | THC (controversia) |
| Ansiedad | Bajo | CBD |
| Alzhéimer | Bajo | THC |
| Autismo | Bajo | CBD, THCV, CBDV |
| Bulimia | Bajo | THCV (pocos estudios) |
| Déficit de atención e hiperactividad | Bajo - Alto | CBD (controversia) |
| Depresión | Bajo | CBD, THC |
| Desorden bipolar | Bajo - Alto | CBD (controversia) |
| Esquizofrenia | Alto | Se desaconseja su uso |
| Insomnio | Bajo | CBN, CBD, THC |
| Psicosis | Alto | Se desaconseja su uso |
| Síndrome de estrés postraumático | Bajo | CBD y THC |
| Trastorno histriónico | Bajo | CBD |
| Trastorno límite de la personalidad | Bajo | CBD y THC |
| Trastorno por atracón | Alto | THCV (pocos estudios) |

Además de estos estudios, existen otros muy interesantes que vinculan los microrganismos del intestino humano con determinados diagnósticos de salud mental. También están apareciendo investigaciones novedosas que vinculan ciertos cannabinoides con modificaciones en dichos microrganismos, lo cual ha dado pie al posible hallazgo de un suprasistema de lípidos llamado **endocannabinoidoma**, que explicaría simultáneamente varias cosas. Vamos a analizar a continuación esta vinculación.

El término de flora intestinal está en desuso. Hoy en día se le denomina **microbiota** al conjunto de microorganismos que residen en nuestro cuerpo: bacterias, arqueas, virus, hongos y protistas. El **microbioma** es un término aún más amplio que abarca también sus genes y metabolitos, así como las condiciones ambientales que les rodean.

Las funciones y los desechos orgánicos de los microorganismos que nos habitan tienen la capacidad de afectarnos positiva o negativamente. Debido a ello, el microbioma es la nueva frontera de la medicina personalizada. Su composición termina por afectarlo todo, desde el metabolismo de las células hasta el estado de ánimo.

Se calcula que el microbioma puede llegar a incluir más de dos mil especies bacterianas diferentes en el intestino, los pulmones, la boca, la vagina y el recto, de las cuales solamente cien pueden llegar a ser perjudiciales. La biodiversidad y el equilibrio de estas especies se han visto asociados con la salud, mientras que su desequilibrio, llamado **disbiosis**, es una constante observada en diferentes patologías.

Los humanos podemos influir en la composición del microbioma mediante el ejercicio y principalmente a través de nuestra dieta. Por ejemplo, cuando ingerimos alimentos probióticos que promueven un microbioma saludable, éste, a su vez, nos ayuda a descomponer los alimentos haciendo que los nutrientes estén biodisponibles para que nuestros cuerpos puedan usarlos en todas sus funciones.

En los últimos años se ha puesto de relieve el papel bidireccional del microbioma y del sistema nervioso central (SNC). A esta interacción se le ha denominado eje intestino-cerebro. Se ha observado que la comunicación se produce a través de tres vías: el nervio vago, la vía sistémica (mediante la liberación de hormonas, metabolitos y neurotransmisores) y el sistema inmune (por la acción de las citocinas). El microbioma afecta al comportamiento y, a su vez, alteraciones en él producen cambios en el microbioma. Aunque aún quedan muchas incógnitas por esclarecer. Este eje se postula como una posible base patógena para numerosas enfermedades neurológicas y trastornos del estado de ánimo de gran impacto sanitario, desde la depresión hasta la esclerosis múltiple.

Estos descubrimientos han sido publicitados en los medios de comunicación masiva en los últimos años. La forma en que funciona sigue siendo un tema de investigación en curso. Hasta la fecha se ha descubierto que el sistema endocannabinoide (SEC) actúa como una especie de puente entre las bacterias y el cuerpo mismo, incluido el cerebro, transmitiendo señales de un lado a otro en una relación simbiótica que resulta de mutuo beneficio únicamente cuando el microbioma está en equilibrio.

También se está investigando la forma en que impactamos en nuestro microbioma mediante el consumo de productos farmacéuticos, como ciertos fitocannabinoides que favorecen el crecimiento de bacterias benéficas o el de ciertos antibióticos, que devastan indiscriminadamente tanto poblaciones benéficas como patógenas. A continuación, se presenta un resumen de los principales hallazgos al respecto.

## Microbioma intestinal y el sistema endocannabinoide

Las interacciones entre el microbioma intestinal y el sistema endocannabinoide se exploraron por primera vez en Bélgica en 2010.[9] Se pudo observar en ratones obesos que la introducción de alimentos prebióticos alteró la expresión del SEC en el tejido graso con implicaciones para el metabolismo de los lípidos y la formación de células grasas.

En 2015, investigadores de Canadá administraron diariamente THC a ratones sometidos a una dieta alta en grasas.[10] La salud de su

---

9. Muccioli G. *et al.* (2010). «The Endocannabinoid System Links Gut Microbiota to Adipogenesis». *Mol Syst Biol.* 2010 Jul; vol. 6: 392; doi: 10.1038/msb.2010.46.
10. Cluny NL, *et al.* (2015). «Prevention of Diet-Induced Obesity Effects on Body Weight and Gut Microbiota in Mice Treated Chronically with Δ9-Tetrahydrocannabinol». *PLoS ONE* 10(12): e0144270; doi.org/10.1371/journal.pone.0144270.

microbioma intestinal mejoró después de 4 semanas, de manera que se parecía más al de los ratones alimentados con una dieta sana y equilibrada. En ambos estudios pioneros se puso de manifiesto que el SEC funciona como un puente entre las bacterias y el cuerpo mismo, incluido el cerebro, transmitiendo señales de un lado a otro.

En 2018, un grupo de investigadores en Hawái encontró diferencias clave entre 19 consumidores crónicos de cannabis y 20 no consumidores.[11] Los primeros poseían poblaciones de bacterias asociadas con una mayor ingesta calórica pero un índice de masa corporal más bajo, aunque se advirtió que la dieta también pudo haber desempeñado un papel en estos resultados.

En 2021, investigadores de California utilizaron hisopos anales archivados para evaluar los microbiomas de personas VIH positivas.[12] Descubrieron que el consumo de cannabis se asoció con una disminución de la abundancia de dos cepas de bacterias relacionadas con la obesidad. Con estos y otros estudios se está acumulando evidencia de que el sistema endocannabinoide interactúa directa y bidireccionalmente con las bacterias en el intestino, lo que influye en la actividad y la composición del microbioma. También ayuda a transmitir sus mensajes a los diferentes sistemas del cuerpo. Además, la salud del microbioma puede modificarse e incluso mejorarse estimulando la producción de los endocannabinoides mediante el ejercicio y la dieta o a través del consumo de fitocannabinoides como el THCA, THC, CBDA y CBD.

## Barrera epitelial y sistema endocannabinoide

Las bacterias que viven en nuestro intestino, además de descomponer los alimentos y liberar sus nutrientes, ayudan a regular la barrera epite-

11. Panee, J., *et al.* (2018). «Associations Between Microbiota, Mitochondrial Function, and Cognition in Chronic Marijuana Users». *J Neuroimmune Pharmacol,* vol. 13, pp. 113-122; doi.org/10.1007/s11481-017-9767-0.
12. Natalie L. Wilson, Scott N. Peterson, and Ronald J. Ellis. «Cannabis and Cannabinoid Research». Apr 2021. 92-104; doi.org/10.1089/can.2020.0037.

lial, una capa protectora crítica que recubre el interior del tracto gastrointestinal. De acuerdo con otro estudio pionero de 2012 cuyas implicaciones aún se están resolviendo, se ha observado que en parte lo hacen a través de interacciones con el SEC, especialmente con los receptores cannabinoides CB1.[13]

El doctor C. K. Sharkey ha estudiado el intestino durante décadas en Canadá. Es el autor principal de la investigación de 2015 mencionada anteriormente en donde se administró THC a ratones.[14] Él y su equipo afirman lo siguiente en un estudio posterior de 2016 dedicado a observar la relación del microbioma con el SEC: «La barrera epitelial es crucial para mantener lo que llamamos homeostasis o las funciones normales del cuerpo. El control de ese fino revestimiento lo gestiona el cuerpo con mucho cuidado. Hemos desarrollado como mamíferos este intrincado sistema de control, que previene daños o los repara rápidamente, para evitar una mayor erosión de nuestros cuerpos. Las bacterias que tenemos en nuestro intestino contribuyen a ese sistema. Y parece que el SEC es un elemento de control muy importante. […]Vivimos en una relación simbiótica mutualista».[15]

## Endocannabinoidoma

Si el SEC se comunica tanto con la barrera intestinal como con el microbioma, cuya salud es esencial para el bienestar humano, y sabemos que se puede manipular el SEC a través de la dieta, el ejercicio y los fitocannabinoides, ¿podría haber otras formas de apuntar al microbioma a través del SEC para lograr resultados específicos? Hay varios equi-

13. Cani PD. (2012). «Crosstalk Between the Gut Microbiota and the Endocannabinoid System: Impact on the Gut Barrier Function and the Adipose Tissue». *Clin Microbiol Infect*. Jul; 18; Suppl 4: 50-3; doi: 10.1111/j.1469-0691.2012.03866.x.

14. Cluny NL, *et al.* (2015). «Prevention of Diet-Induced Obesity Effects on Body Weight and Gut Microbiota in Mice Treated Chronically with Δ9-Tetrahydrocannabinol». *PLoS ONE* 10(12): e0144270; doi.org/10.1371/journal.pone.0144270.

15. Sharkey KA, *et al.* (2016). «The Role of the Endocannabinoid System in the Brain-Gut Axis». *Gastroenterology*. 2016 Aug; vol. 151(2): pp. 252-266. Epub 2016 Apr 29; doi: 10.1053/j.gastro.2016.04.015.

pos científicos que buscan dar respuestas a esta pregunta, principalmente en Canadá, Estados Unidos e Italia. El doctor C. Silvestri, otro investigador del microbioma y los cannabinoides en la salud metabólica, ha colaborado el doctor Di Marzo para ampliar nuestros conocimientos al respecto y precisar más los términos empleados. Por ejemplo, ambos consideran que los receptores CB1 debieran llamarse **receptores de THC** ya que otros cannabinoides, como el CBD y los ácidos, se acoplan a otros receptores del sistema. De hecho, consideran que el SEC forma parte de un hipersistema de señalización de lípidos, al que han denominado **endocannabinoidoma (eCBoma)**.

En un estudio publicado en 2019 explican que está compuesto: «por una plétora (> 100 de mediadores derivados) de ácidos grasos y sus receptores y enzimas anabólicas y catabólicas (> 50 proteínas) que están profundamente involucradas en el control del metabolismo energético y sus desviaciones patológicas».[16]

Consideran que el eCBoma en su conjunto es tan único como lo son las huellas dactilares y que su conformación es en realidad una respuesta al estilo de vida, por lo cual, sin importar cuán desafiante sea, estudiarlo en su conjunto puede abrir caminos hacia nuevos diagnósticos y tratamientos personalizados más eficaces. En su destacado estudio presentan las siguientes imágenes que nos permiten comprender mejor los diferentes elementos del eCBoma y sus interacciones específicas:

16. Di Marzo V, *et al.* (2019). «Lifestyle and Metabolic Syndrome: Contribution of the Endocannabinoidome». *Nutrients.* 2019 Aug 20; vol. 11(8): 1956; doi: 10.3390/nu11081956.

| B | | NAEs | | | | | PA | 2-AcGs | | | Lipo-AAs | | | AcNeuro | |
|---|---|---|---|---|---|---|---|---|---|---|---|---|---|---|---|
| | | AEA | OEA | PEA | LEA | DHEA | OA | 2-AG | 2-OG | 2-LG | taurinas | glicinas | serinas | serotoninas | dopaminas |
| Enzimas anabólicas | PLC | | | | | | | | | | | | | | |
| | PTN22 | | | | | | | | | | | | | | |
| | sPLA2 | | | | | | | | | | | | | | |
| | Lyso-PLD | | | | | | | | | | | | | | |
| | ABHD4 | | | | | | | | | | | | | | |
| | GDE1 | | | | | | | | | | | | | | |
| | NAPEPLD | | | | | | | | | | | | | | |
| | LPA-Phos | | | | | | | | | | | | | | |
| | PLA1A | | | | | | | | | | | | | | |
| | Lyso-PLC | | | | | | | | | | | | | | |
| | PA-phos. hyd. | | | | | | | | | | | | | | |
| | PLCB | | | | | | | | | | | | | | |
| | DAGLA/B | | | | | | | | | | | | | | |
| | AANATL2 | | | | | | | | | | | | | | |
| | GLYATL3 | | | | | | | | | | | | | | |
| | PAM | | | | | | | | | | | | | | |
| Enzimas catabólicas | FAAH | | | | | | | | | | | | | X | X |
| | NAAA | | | | | | | | | | | | | | |
| | MAGL | | | | | | | | | | | | | | |
| | ABHD6 | | | | | | | | | | | | | | |
| | ABHD12 | | | | | | | | | | | | | | |
| | COX2 | | | | | | | | | | | a | | | |
| | LOX12/15 | | | | | | | | | | | a | | | a |
| | CYP450s | | | | | | | | | | | | | a | |
| | COMT | | | | | | | | | | | | | | |
| | MAGK | | | | | | | | | | | | | | |
| | PAM | | | | | | | | | | | | | | |

**Figuras 1A y 1B.** Mediadores del endocannabinoidoma y sus receptores (A) y enzimas anabólicas y catabólicas (B). Las interacciones están indicadas por recuadros sombreados oscuros y las enzimas anabólicas que funcionan en conjunto están agrupadas; «X» indica interacciones inhibitorias; «a» indica que las enzimas sólo funcionan con homólogos de araquidonilo. Un tono de gris más claro indica una menor interacción con los receptores o un papel menor de las enzimas en la biosíntesis o degradación. (Tomado de Di Marzo y Silvestri: *Lifestyle and Metabolic Syndrome: Contribution of the Endocannabinoidom*, 2019).

A

| Receptores | NAEs | | | | | PA | 2-AcGs | | | Lipo-AAs | | | AcNeuro | |
|---|---|---|---|---|---|---|---|---|---|---|---|---|---|---|
| | AEA | OEA | PEA | LEA | DHEA | OA | 2-AG | 2-OG | 2-LG | taurinas | glicinas | serinas | serotoninas | dopaminas |
| CB1 | | | | | | | | | | | | | | |
| CB2 | | | | | | | | | | | | | | |
| GPR18 | | | | | | | | | | | | | | |
| GPR55 | | | | | | | | | | | | | | |
| GPR110 | | | | | | | | | | | | | | |
| GPR119 | | | | | | | | | | | | | | |
| TRPV1 | | | | | | | | | | | | | X | |
| TRPV4 | | | | | | | | | | | | | | |
| Ca$_v$3 | X | | | | | | | | | | X | | X | X |
| PPARA | | | | | | | | | | | | | | |
| PPARG | | | | | | | | | | | | | | |

Figura 2

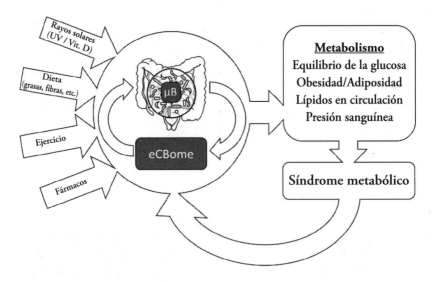

**Figura 2.** El eje endocannabinoidoma-microbioma como mecanismo a través del cual las elecciones de estilo de vida afectan varios aspectos del metabolismo, que pueden conducir al síndrome metabólico. Esto, a su vez, puede tener un impacto en otros organismos mediados por el endocannabinoidoma y el microbioma. (Tomado de Di Marzo y Silvestri: *Lifestyle and Metabolic Syndrome: Contribution of the Endocannabinoidome*, 2019).

## eCBoma, microbioma y neuropsiquiatría

El microbioma interviene en la liberación de GABA, un neurotransmisor fundamental en la modulación del comportamiento porque su ausencia o su presencia modifica nuestra respuesta al estrés. Esta liberación se produce gracias a las propiedades de algunas bacterias que contienen la enzima glutamato descarboxilasa y que degradan el glutamato presente en ciertos alimentos facilitando su transformación en GABA.[17] Ya existen estudios que demuestran que con la administración de probióticos aumenta la disponibilidad de GABA y eso mejora el control de la ansiedad.[18]

Entre 2012 y 2017 varias investigaciones pusieron al descubierto que ciertas bacterias intestinales ayudan a la producción de otras neurohormonas importantes como serotonina, dopamina y cortisol sintetizando precursores de los mismos, como el glutamato o el triptófano.[19] Es por ello que a estas bacterias se les ha denominado en su conjunto **psicobióticos**.[20]

Posteriormente se ha constatado que otras cepas generan mediadores similares a los endocannabinoides que son capaces de modular los receptores del eCBoma del huésped, si se hallan presentes en él. También se demostró que alteraciones significativas en la cantidad y/o composición de la microbiota intestinal, como en ratones tratados con antibióticos o libres de gérmenes, afectan, a través de mecanismos aún no

---

17. Dinan TG, *et al.* (2013). «Psychobiotics: A Novel Class of Psychotropic». *Biol Psychiatry.* 2013; vol 74: pp. 720-726; doi: 10.1016/j.biopsych.2013.05.001.

18. Foster JA, *et al.* (2017). «Stress and the gut-Brain Axis: Regulation by the Microbiome».*NeurobiolStress.*2017;vol.7:pp.124-136.10.1016/j.biopsych.2013.05.001; doi: 10.1080/1028415X.2019.1661651.

19. Gomez-Eguilaz, *et al.* (2019). «El Eje Microbiota-Intestino-Cerebro y sus Grandes Proyecciones [The Microbiota-Gut-Brain Axis and its Great Projections]». *Rev Neurol.* 2019 Feb 1; 68(3): 111-117. Spanish; doi: doi.org/10.33588/rn.6803.2018223.

20. Dinan TG, *et al.* (2013). «Psychobiotics: A Novel Class of Psychotropic». *Biol Psychiatry.* 2013; vol. 74: pp. 720-726; doi: 10.1016/j.biopsych.2013.05.001.

identificados, la expresión del ARN mensajero de los receptores y enzimas del eCBoma en el intestino.[21]

Diversos mediadores de lípidos a menudo comparten con AEA y 2-AG las mismas enzimas biosintéticas o enzimas inactivadoras, pero no necesariamente sus receptores. Los más de 100 mediadores lipídicos, junto con 20 enzimas y 20 receptores, son lo que conforma el endocannabinoidoma.[22]

Un equipo de investigadores italianos sintetiza en un exhaustivo artículo la serie de descubrimientos que han vinculado el eCBoma con diferentes desórdenes del estado de ánimo en humanos, así como los estudios preclínicos en ratas orientados a obtener más conocimientos al respecto:

- La excesiva expresión de FAAH se observa en casos de ansiedad, mientras que la capacidad de controlarla se asocia a individuos con una producción menor de esta enzima.
- La excesiva expresión de receptores CB1 está asociada con la depresión y con el alcoholismo. Sustancias sintéticas que antagonizan dichos receptores han demostrado mejorías. El aumento de AEA también muestra efectos positivos sobre ambas condiciones.
- Los desórdenes alimenticios se han asociado con anomalías en los receptores CB1, la síntesis de 2-AG y/o de mediadores similares y polimorfismos de los GPR55.
- En las personas que sufren de esquizofrenia se han detectado alteraciones de endocannabinoides y mediadores similares. Se ha propuesto como agravante la activación de los receptores CB1 y su antagonismo como benéfico frente a los diferentes signos cognitivos y conductuales de esta condición. También se ha propuesto que la AEA puede tener efectos benéficos posiblemente al activar otros receptores diferentes de los CB1.

---

21. Vincenzo Di Marzo (2020). «The Endocannabinoidome As a Substrate for Noneuphoric Phytocannabinoid Action and Gut Microbiome Dysfunction in Neuropsychiatric Disorders». *Dialogues Clin Neurosci.* 2020 Sep; vol. 22(3): pp. 259-269; doi: 10.31887/DCNS.2020.22.3/vdimarzo.
22. Ídem.

- En niños con TEA se han observado niveles significativamente bajos de AEA, pero no de 2-AG. También se han observado niveles aumentados de FAAH. La inhibición de esta enzima ha reportado mejorías en las disfunciones sinápticas y mejoras cognitivas en el TEA.
- En niños con TDAH se han encontrado niveles altos de congéneres de AEA, llamados NAE debido a una disfunción polimórfica de FAAH. En ratones con inhibición de MAGL y FAAH se han encontrado signos similares a los de TDAH.[23]

Posteriormente, en el estudio se analizan los principales cannabinoides descarboxilados que se han probado para el tratamiento de los trastornos mencionados.

- Con relación al THC se comenta que debido a su función como agonista de los receptores cerebrales CB1, la posibilidad del uso para el tratamiento de trastornos neuropsiquiátricos se ha discutido durante décadas. Sin embargo, dicho uso todavía parece estar limitado por los efectos secundarios centrales no deseados y su estrecha ventana terapéutica.
- Con relación al CBD se informa que se ha demostrado su eficacia en modelos animales y ensayos clínicos, para trastornos como ansiedad, depresión, esquizofrenia, TEA y SEPT, a través de varias vías como antagonizar parcialmente los CB1, revertir su sobreexpresión, activar los receptores serotoninérgicos 5-HT o la activación/desensibilización de los canales TRPV1.[24]

Por último, se citan estudios de imágenes cerebrales que han demostrado que:

- Una dosis oral única de 600 mg de CBD modula los sistemas glutamato-GABA y la actividad de baja frecuencia y conectividad fun-

---

23. Cristino L, *et al.* (2020). «Cannabinoids and the Expanded Endocannabinoid System in Neurological Disorders». *Nat Rev Neurol.* 2020; vol. 16(1): pp. 9-29.
24. Ídem.

cional en el cerebro de adultos con trastornos de ansiedad de una manera diferente a la de sus controles.

- Una dosis oral única de 600 mg de CBDV en adultos con TEA produjo efectos sobre la señalización de glutamato-GABA en los ganglios basales izquierdos, similares a los ejercidos por la misma dosis de CBD en la corteza prefrontal.[25]

Uno de los colaboradores de este estudio, el doctor Di Marzo revisa en otro artículo la interacción eCBoma-microbioma intestinal que subyace a las condiciones neuropsiquiátricas.[26] Explica que el sistema gastrointestinal está muy conectado al cerebro y que el eCBoma, juega un papel importante a través de los receptores CB1 y los canales TRPV1 en las fibras mientéricas y vagales, y los receptores PPAR-a y GPR119 en las células epiteliales enteroendocrinas del intestino delgado.

Estos receptores afectan la actividad de las neuronas mientéricas, la función de los nervios vagal y simpático y la liberación de neuropéptidos gastrointestinales, que a su vez pueden modular los niveles de endocannabinoides. Por esta razón, en el contexto del eje intestino-cerebro y su implicación en los trastornos neuropsiquiátricos, también se puede apreciar el papel del microbioma intestinal.

Dice Di Marzo: «Las perturbaciones, generalmente descritas bajo la definición de "disbiosis intestinal", de este "órgano adicional simbiótico" ocurren durante condiciones tan diferentes como el trastorno depresivo mayor, la esquizofrenia y el TEA, y parecen contribuir a exacerbar sus síntomas, como se muestra, por ejemplo, mediante el trasplante de microbioma fecal de pacientes con estos trastornos a ratones libres de gérmenes».[27]

Una forma a través de la cual la perturbación de la composición de la microbiota intestinal puede producir efectos en la salud mental es

25. Ídem.
26. Vincenzo Di Marzo, (2020). «The Endocannabinoidome As a Substrate for Noneuphoric Phytocannabinoid Action and Gut Microbiome Dysfunction in Neuropsychiatric Disorders». *Dialogues Clin Neurosci.* 2020 Sep; vol. 22(3): pp. 259-269; doi: 10.31887/DCNS.2020.22.3/vdimarzo.
27. Ídem.

mediante la liberación de moléculas que influyen en los comportamientos cognitivos o sociales. Explica Di marzo que dichas moléculas: «pueden afectar directamente la actividad del nervio mientérico o vago o liberarse en el torrente sanguíneo, también gracias al aumento de la permeabilidad intestinal, que es una característica de la disbiosis intestinal proinflamatoria que afecta al cerebro».[28]

Esta interacción puede influir en el eje cerebro-intestino del huésped. Por ejemplo, los ratones tratados con antibióticos tienen menos N-oleoil y N-araquidonoil-serotonina en el intestino delgado. Dada la actividad antidepresiva de estas moléculas, ejercida al inhibir FAAH y/o antagonizar TRPV1, se propuso que dicha alteración era en parte responsable de los signos depresivos de estos animales. En consecuencia, el tratamiento con probióticos revirtió tanto estos signos como la reducción de los niveles intestinales de N-oleoílo y N-araquidonoíl-serotonina.[29]

¿Comer cannabis crudo podría afectar la composición del microbioma? ¿Podría actuar como un prebiótico que apoye el equilibrio del microbioma? Es probable que sí, pero aún no hay estudios al respecto.

28. Ídem.
29. Ídem.

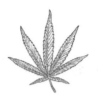

## *Puntos clave*

La investigación preclínica y clínica sugiere que:

- La presencia en el microbioma de ciertas bacterias está asociada con la producción de distintas neurohormonas.
- Los trastornos neuropsiquiátricos están correlacionados con desequilibrios importantes en el microbioma intestinal y en el sistema endocannabinoide.
- Existen diferentes intervenciones que pueden modificar ambos sistemas: los cambios en la dieta, el ejercicio, así como el consumo de drogas y antibióticos.
- La ventana terapéutica del THC es muy pequeña y puede ocasionar efectos psicoactivos no deseados, lo cual limita su utilidad para muchos pacientes menores de edad.
- La administración del CBD aislado impacta positivamente en ciertas regiones del cerebro y la de otros cannabinoides impacta en otras partes (efecto séquito).
- El tratamiento con fitocannabinoides descarboxilados, además de modular el tono endocannabinoide, puede reducir la permeabilidad intestinal, regular el equilibrio bacteriano y reducir la inflamación sistémica, lo cual contribuye a la mejoría de diversos padecimientos neurológicos.
- Es probable que los cannabinoides puedan modular el tono endocannabinoide de una manera más segura y efectiva, pero aún no hay estudios al respecto.

Por estas razones, que las relaciones bidireccionales entre el microbioma y el endocannabinoidoma están comenzando a considerarse como un mecanismo potencialmente importante en la etiología, el progreso y los síntomas de los trastornos neuropsiquiátricos.

# Capítulo IV

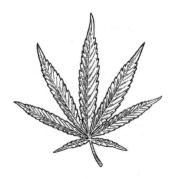

# Cultivo

A fin de abastecernos diariamente de hojas verdes frescas de cannabis y aprovechar sus propiedades nutricionales para mejorar nuestra salud, lo más recomendable es cultivarlas en nuestra vivienda.

Si decides plantarlas al aire libre aprovechando la luz del Sol, sólo necesitas comprar semillas, sustrato, macetas y fertilizante orgánico. No se requiere demasiado espacio y la inversión inicial mínima es modesta.

Si no cuentas con espacio al aire libre o requieres mayor discreción, puedes cultivarlo en el interior de tu vivienda, sólo necesitas gastar un poco más en un equipo especializado y energía eléctrica. Para que puedas tomar la mejor decisión, te ofreceré información básica acerca de cada tipo de cultivo y discutiré sus ventajas y desventajas.

Quisiera expresar mi agradecimiento a la plataforma de inteligencia artificial de OpenAI, específicamente a ChatGPT, por su invaluable ayuda en la redacción de este capítulo.

## ¿Cuántas plantas necesitas?

A fin de practicar la jugoterapia o el consumo diario de otros alimentos preparados con hojas verdes de cannabis, cultivar un mínimo de 4 plantas de forma simultánea, será suficiente para abastecerte.

Si quieres compartir este consumo con tus familiares u otras personas mayores de edad que vivan en el mismo espacio, probablemente necesitarás cultivar más. Calcula 4 plantas de cannabis por persona.

En todo caso, es importante que averigües cuál es la cantidad máxima de plantas que puedes cultivar en tu domicilio para consumo personal o familiar.

## ¿Es legal cultivar cannabis en tu vivienda?

Depende de dónde vivas. Hay algunas regiones que permiten tener sólo cierto número de plantas simultáneamente y bajo ciertas condiciones. Por favor, consulta el Anexo al final de este libro para que estés al tanto acerca de la legalidad del cultivo de cannabis en tu lugar de residencia antes de poner manos a la obra.

## ¿Qué se requiere para cultivar cannabis?

Obviamente, necesitas ganas y tiempo para hacerlo. Si cuentas con ambas cosas, considera estos tres puntos.

### 1) Habilidades previas en el cultivo de otras plantas
Si ya tienes experiencia en la jardinería y has cultivado otras plantas con éxito, contarás con conocimientos fundamentales que puedes aplicar al cultivo del cannabis. Los principios básicos del cuidado de todas las plantas, como adecuación del riego y uso de nutrientes, te servirán también para su cultivo.

### 2) Capacidad de observación

Mirar tus plantas todos los días te ayudará a detectar cualquier problema a tiempo y tomar las medidas adecuadas para mantenerlas sanas. Necesitas ser capaz de ajustar tus cuidados de acuerdo con lo que esté ocurriendo. Esto es fundamental en el cultivo de cannabis. Debes prestar atención al ritmo del crecimiento y la salud de las hojas para que puedas identificar la presencia de plagas o enfermedades.

### 3) Buenas condiciones ambientales

Algunas genéticas de cannabis son más adecuadas para climas cálidos, mientras que otras pueden tolerar mejor las condiciones en zonas frías. Es importante investigar sobre las variedades que se adapten mejor a tu zona geográfica y las condiciones climáticas locales.

Si vives en una zona geográfica no muy extrema y posees capacidad de observación y habilidades previas en el cultivo de otras plantas, lo que aprendas en este capítulo será más que suficiente para que puedas cultivar en el exterior, ya sea en jardines o terrazas, directamente en el suelo o en macetas.

Comencemos… Como ya comenté, el cultivo de cannabis se puede realizar tanto en el interior como en el exterior. La elección dependerá de las condiciones del espacio donde pienses cultivar, tu presupuesto, el nivel de control que deseas ejercer, las condiciones climáticas del área donde vivas y los pormenores que dicte la ley en tu lugar de residencia.

Primero exploraremos temas comunes para ambos tipos de cultivo, como la elección de semillas, el espacio adecuado, los requisitos de luz y temperatura, el riego y la alimentación de las plantas, así como el control de plagas y enfermedades. A través de consejos prácticos y recomendaciones, te proporcionaré las herramientas necesarias para maximizar tus resultados.

## Elección de semillas

El primer paso para un cultivo exitoso es seleccionar las semillas adecuadas. En los mercados actuales podrás elegir entre semillas regulares, feminizadas o autoflorecientes.

A) Semillas regulares: Son las que contienen una combinación genética tanto de macho como de hembra. Estas semillas tienen una probabilidad del 50 % de desarrollar plantas macho y un 50 % de desarrollar plantas hembra. También existe un pequeño porcentaje de desarrollar plantas que contienen características de ambos sexos y se conocen como hermafroditas.

B) Semillas feminizadas: Han sido químicamente manipuladas para producir exclusivamente plantas hembra, evitando que se desarrolle el cromosoma masculino. Esto asegura que todas las plantas que crezcan a partir de estas semillas sean hembras. Las semillas feminizadas son altamente valoradas debido a que producen flores de cannabis ricas en cannabinoides, que son buscados tanto para uso recreativo como medicinal.

C) Semillas autoflorecientes: Tienen la capacidad de florecer automáticamente sin depender del ciclo de la luz. Son el resultado del cruce de variedades de *cannabis Ruderalis*, una especie que crece de forma natural en regiones del norte de Europa y Asia central. Las plantas autoflorecientes comienzan a florecer automáticamente después de un período de crecimiento determinado, generalmente entre 2 y 4 semanas desde la germinación, independientemente de las horas de luz que reciban.

En resumen, las semillas regulares pueden desarrollarse en plantas macho o hembra, las semillas feminizadas producirán exclusivamente plantas hembra y las semillas autoflorecientes florecerán automáticamente sin depender del ciclo de luz.

Cada tipo de semilla tiene sus propias características y ventajas, y los cultivadores pueden elegir el tipo que mejor se adapte a sus necesidades y objetivos de cultivo.

• Para los fines alimenticios que promueve este libro, te recomiendo las semillas regulares de cannabis.

Como hemos visto en el capítulo anterior, el polen de la planta macho tiene una gran riqueza nutricional y diferente a la de las flores hembra. Por esta razón, no es conveniente cultivar únicamente semillas feminizadas.

Y en cuanto a las automáticas, debido a que su tiempo de desarrollo es tan rápido, no crecen tanto como las regulares y no tienen tiempo de brindarnos tantas hojas, que es lo que necesitamos para las ensaladas y los jugos cannábicos.

Dentro de la gama de las semillas regulares de cannabis, encontrarás que existen distintas variedades, cada una con características específicas en cuanto a tamaño, aroma, sabor y efectos psicoactivos. Dependiendo de su genética, algunas se anuncian como más altas en THC o más altas en CBD. Es decir, producen más THCA o más CBDA.

- Te recomiendo comenzar con semillas de variedades distintas y que al menos una de ellas tenga un alto contenido de CBD.

Investiga las variedades disponibles y elige aquellas que se adapten a tus necesidades y preferencias.


## Espacio de cultivo

Tanto la legislación de tu país como el espacio disponible en tu hogar determinarán el tamaño y la cantidad de plantas que podrás cultivar.

- Si cuentas con un jardín, aprovéchalo para plantar directamente en la tierra. Es lo mejor.

Si tienes la dicha de contar con un espacio de tierra propia, cultiva en el exterior, aprovechando la luz solar natural y gratuita, así como la posibilidad de que las raíces de tus plantas se hundan a sus anchas y hagan crecer grandes y hermosas plantas de cannabis.

- Si cuentas con la suerte de tener una terraza o una azotea donde puedas cultivar en macetas, también será fantástico.

A menudo el aire que transita libremente en terrazas o azoteas se convertirá en tu gran aliado contra la aparición de hongos en tu cultivo, debes considerarlo como la bendición que es, ya que muchos jardines cercados no cuentan con tal cantidad de ventilación natural y gratuita.

- En interiores, puedes utilizar una habitación donde instalar un armario o tienda de cultivo.

Asegúrate de que el espacio cuente con una buena ventilación. En caso contrario, tendrás que instalar un sistema de ventilación o al menos contar con un ventilador. También debes tener acceso a agua y una fuente de electricidad cercana para las lámparas especiales que necesitarás comprar.

Evidentemente, esto implica más gastos y es menos ecológico que el cultivo en el exterior. Sin embargo, también tiene sus ventajas, así que no te desanimes si es tu única opción.

## Requisitos de luz y temperatura

Para crecer saludablemente, las plantas de cannabis requieren una cantidad adecuada de luz y una temperatura estable o controlada.

Si cultivas en el interior, necesitarás proporcionar luz artificial, como lámparas de cultivo LED o de sodio de alta presión (HPS).

Para la etapa de crecimiento vegetativo, se recomienda un ciclo de luz de 18 horas encendidas y 6 horas apagadas. Durante la etapa de floración, puedes reducir el ciclo a 12 horas encendidas y 12 horas apagadas.

La temperatura ideal para su crecimiento oscila entre los 20-25 °C durante el día y los 18-22 °C durante la noche.

## Riego

Es fundamental para mantener tus plantas hidratadas, pero es importante evitar el exceso de agua, ya que puede provocar problemas como pudrición de raíces o el desarrollo de enfermedades.

- Debes regar las plantas cuando el sustrato esté seco al tacto, pero sin dejar que se sequen por completo.

Utiliza agua de calidad y, si en tu zona no la hay, verifica el pH del agua y del sustrato a fin de asegurar un entorno óptimo para las raíces.

- Utiliza tus poderes de observación para aprender a identificar cuándo tus plantas lucen sedientas.

Si les falta agua las hojas se ven mustias, decaídas, sin fuerza. Si no las riegas en este crítico punto, empezarán a secarse y ya no habrá vuelta atrás.

## Fertilizantes

Además de agua, las plantas de cannabis destinadas a la alimentación humana podrían necesitar nutrientes orgánicos para crecer y prosperar.

- Recomiendo humus de lombriz o lombricomposta.

También puedes utilizar fertilizantes biológicos específicos para cannabis, disponibles en tiendas especializadas, que contengan los macronutrientes (nitrógeno, fósforo, potasio) y micronutrientes necesarios.

Sigue las recomendaciones del fabricante y ten cuidado de no sobrealimentar, ya que esto puede causar quemaduras en las raíces.

## Control de plagas y enfermedades

El cultivo de cannabis está expuesto a diversas plagas y enfermedades que pueden dañar tus plantas. Es importante mantener un entorno limpio y libre de plagas para asegurar un crecimiento saludable.

- Evita el exceso de humedad y mantén una buena ventilación en el espacio de cultivo.

Calor más humedad y falta de ventilación hará que prosperen los hongos en tu cultivo. Las hojas comenzarán a verse cubiertas de un polvo blanco o adquirirán otra coloración. Si esto ocurre, aleja la planta del resto de tu cultivo para que no contamine a las demás. En este punto, yo prefiero deshacerme de la planta infectada en vez de salvarla porque requiere mucho trabajo y prefiero sembrar una nueva semilla y comenzar de cero.

- Mantén un entorno limpio y ordenado en el área de cultivo como método de prevención.

Si has tenido un problema de hongos o una plaga, es mejor que cambies por completo el sustrato y desinfectes la maceta si quieres volver a usarla. También debes cuidar mucho la calidad de la tierra o sustrato que vas a usar, ya que uno de baja calidad quizá no esté libre de esporas de hongos y otros problemas que puedan transmitirse a tus plantas.

- Revisa regularmente las hojas en busca de signos tempranos de plagas o enfermedades.

Es importante prestar atención constante a tus plantas, lo cual será fácil para ti ya que cortarás regularmente las hojas para tu consumo diario. Algunos signos comunes incluyen manchas en las hojas, cambios en el color o la forma, presencia de insectos u hongos, entre otros. Cuanto antes identifiques un problema, más fácil será tratarlo y minimizar los daños.

## Métodos orgánicos de control

En el cultivo de cannabis para fines alimenticios, es preferible utilizar métodos orgánicos para el control de plagas y enfermedades.

- Introduce insectos beneficiosos, como mariquitas o ácaros depredadores, que se alimentan de las plagas.

Estos aliados del reino de los insectos mantendrán bien controladas tus plantas y evitarán plagas.

- Utiliza extractos naturales de plantas, como aceite de neem o ajo, que actúan como repelentes naturales.

En todo caso, utiliza cosas que puedas comer. No recomiendo usar agua con jabón, que es una práctica común, porque no me interesa que haya restos de jabón en las hojas.

- No recurras a tratamientos químicos.

Hay quienes recomiendan utilizarlos como último recurso y seguir las instrucciones cuidadosamente para evitar dañar las plantas o la salud humana. Sin embargo, como yo produzco mis propias semillas y siempre cultivo al menos un par más de las plantas que necesito (precisamente por si ocurre algo así), prefiero deshacerme por completo de una planta que considere demasiado dañada.

## Rotación de cultivos

Ésta es una práctica recomendada para evitar la acumulación de plagas y enfermedades en el suelo.

- Deja descansar tu tierra o tus macetas.

Al alternar las ubicaciones y/o los tiempos de cultivo, se reduce la probabilidad de que las mismas plagas y enfermedades afecten repetidamente las plantas.

Además, puedes aportar nutrientes al sustrato. Cuando tu maceta está descansando, si dejas que crezcan en ella cualquier tipo de tréboles, éstos van a permitir que la tierra acumule nitrógeno de forma natural.

¿Cuánto tiempo de descanso necesitan? En lo que a mí respecta, como tengo la ventaja de vivir en el centro de México y poder disfrutar de un gran clima que me permite cultivar todo el año, dejo que mis macetas descansen durante una estación, es decir, tres meses.

## CULTIVO EXTERIOR (CULTIVO SOLAR)

El cultivo de cannabis en jardines y terrazas ofrece la posibilidad de disfrutar de una experiencia de cultivo en contacto con la naturaleza y aprovechar la luz solar para obtener plantas sanas y vigorosas. También permite que las plantas crezcan en un entorno más amplio y sean más felices (creo yo). Siguiendo los pasos y recomendaciones que voy a darte, podrás realizar un cultivo casero de cannabis de forma sencilla y maximizar los resultados.

### 1) Selección de ubicación
Elige una ubicación adecuada en tu jardín, terraza o azotea que reciba la cantidad óptima de luz solar directa. Busca un lugar que esté expuesto al menos 6 horas diarias de luz solar directa, preferiblemente durante las horas de mayor intensidad lumínica. Asegúrate de que el lugar sea discreto y seguro, evitando llamar la atención de forma innecesaria.

Escoge el lugar en que circule más el aire y las vallas o paredes no generen sombra en tus cultivos. También asegúrate de que exista una llave de agua a la que puedas conectar una manguera cuyo tamaño alcance con comodidad tus cultivos para que puedas regar con facilidad.

### 2) Preparación del suelo o sustrato
Antes de plantar, prepara el suelo o el sustrato en el que vas a cultivar. Si tienes un jardín, puedes enriquecer el suelo con compost orgánico o abono para mejorar su calidad y proporcionar nutrientes a las plantas. Si utilizas macetas o contenedores en tu terraza, asegúrate de usar un sustrato de buena calidad que proporcione un drenaje adecuado.

En mis macetas coloco hasta abajo piedras pequeñas, gravilla o algo similar para facilitar el drenaje. El sustrato que uso consiste en una mezcla de aproximadamente 20 % de tierra de hoja, 50 % de tierra negra, 5 % de tierra diatomea y 25 % de algún fertilizante, en general humus de lombricomposta.

Ocasionalmente, no consigo este último y lo sustituyo con guano de murciélago o abono de borrego. También le añado un poco de agujas de pino o fibra de coco. Todo esto lo compro por separado y lo mezclo muy bien en el suelo con ayuda de una pala. Después relleno con esta mezcla mis macetas.

No obstante, si no quieres trabajar tanto, hay varias marcas que venden sus propias mezclas de sustrato para que ahorres tiempo y simplemente las viertas en tu maceta. En este caso recomiendo que pruebes distintas marcas en diferentes macetas usando la misma variedad de semillas, para que observes en qué tipo de sustrato prosperan mejor. Así sabrás cuál te conviene más para tus futuras compras.

Lo único que no suele contener ningún sustrato y, que para mí es algo verdaderamente mágico y hermoso, es la micorriza. Te recomiendo utilizarla según las instrucciones del proveedor que encuentres.

Se llama micorriza a la asociación entre algunos hongos y las raíces de una o varias plantas, donde las pueden envolver formando una especie de manto.

En esta asociación la planta le proporciona al hongo carbohidratos y un hábitat para completar su ciclo de vida; mientras que el hongo le permite una mejor captación de agua y minerales con baja disponibilidad en el suelo, así como defensas contra patógenos.

### 3) Elección de variedades adecuadas

Selecciona variedades de cannabis que se adapten bien al cultivo en exteriores y a tu clima local. Algunas variedades están especialmente adaptadas para resistir condiciones más frías o húmedas, mientras que otras son más adecuadas para climas cálidos y soleados. Investiga sobre las variedades disponibles y elige aquellas que se adapten mejor a tu entorno.

A mí me gusta mucho permitir que mis plantas se crucen entre ellas al menos en una cosecha al año, lo cual me permite autoabastecerme de semillas para otras temporadas. Esto sólo puedes lograrlo si plantas en primera instancia semillas regulares.

La gran mayoría de las personas que cultivan cannabis con fines recreativos, buscando fumar o vaporizar altas cantidades de THC, tienen la creencia de que la planta hembra sólo es capaz de producir en sus cogollos altas concentraciones de cannabinoides o semillas, pero no las dos cosas al mismo tiempo, por eso prefieren sembrar semillas feminizadas que no tendrán con quién cruzarse. Yo discrepo mucho de esta opinión. Creo que las maravillosas plantas hembra son capaces de producir ambas cosas al mismo tiempo.

Tampoco creo que las plantas macho sean inútiles y deban excluirse de los cultivos. Considero que es un gran desperdicio. Dejarlas madurar y generar polen es mejor para propósitos alimenticios, ya que el polen tiene muchas propiedades nutricionales, como hemos visto.

No obstante, si prefieres que no se crucen y no produzcan semillas, lo mejor que puedes hacer es observarlas todos los días y cosechar los machos antes de que comience la floración de las hembras. En mi experiencia comienzan a florear unos pocos días antes que las hembras. En ese punto, puedes reconocer los saquitos incipientes de los machos y cosechar toda la planta para utilizarla en tus jugos o ensaladas.

### 4) Protección y soporte de las plantas

Principalmente para protegerlas de insectos depredadores y en ocasiones para protegerlas de un exceso de agua pluvial o granizo, puedes cultivar tus plantas de cannabis en invernaderos exteriores que permitan el paso de la luz solar, pero no del agua y la mayoría de los insectos.

Elegir meter tus macetas a un invernadero o proteger tus cultivos en tierra con mayas depende mucho de las necesidades de tu entorno. Hay algunos más salvajes que otros. En este caso, mi única recomendación es que durante la época de lluvia o, si estás en un entorno permanentemente húmedo, vigiles mucho la ventilación. Quizá te convenga recurrir a un ventilador para que tus plantas estén suficientemente secas y no sean parasitadas por hongos.

Ten en cuenta que las plantas de cannabis, sobre todo si están plantadas en el suelo o en grandes macetas, pueden crecer bastante y algunas podrían necesitar soporte para evitar que se caigan o se rompan debido al viento o al peso de los cogollos. Puedes utilizar estacas, tutores o redes de soporte para mantener las plantas erguidas y protegerlas de posibles daños.

### 5) Riego y alimentación
En cultivos exteriores, la época de lluvias puede liberarte por completo del trabajo de regar tus plantas de cannabis. En otras temporadas o si las tienes en invernaderos te tocará regarlas personalmente o instar un equipo de riego automático. Esto es esencial para que se mantengan adecuadamente hidratadas. Asegúrate de regarlas regularmente, de preferencia sólo en el sustrato y no en las hojas, evitando el encharcamiento o el exceso de agua. Utiliza agua de calidad y verifica la humedad del suelo antes de regar nuevamente.

### 6) Control de plagas y enfermedades
En los cultivos exteriores, las plantas están más expuestas a plagas y enfermedades. Inspecciónalas regularmente en busca de signos problemáticos, como insectos o daños en las hojas, y toma medidas preventivas o curativas en caso de infestación.

Yo utilizo como método de control para los hongos la tierra diatomea que pongo en el sustrato. Y para controlar insectos utilizo mis ojos y mis manos. Me gustan mucho las mariquitas, las mantis y los grillos, considero que son benéficos en muchos sentidos, si ocasionalmente algún grillo muerde las hojas de mis plantas, prefiero compartirlas con ellos y no matarlos.

Si observara cambios en el color de las hojas, sospecharía que quizá el sustrato esté deficiente y carezca de algo necesario o que alguna enfermedad esté azolando mis plantas. En tal caso consultaría con un profesional, pero afortunadamente eso no me ha ocurrido hasta ahora. Creo que contando con un buen sustrato y tus poderes de observación para controlar las plagas manualmente, es suficiente para mantenerlas sanas.

### 7) Cosecha y almacenamiento
Una vez que las plantas hayan alcanzado el período vegetativo y midan más de 20 cm, voy cortando algunas de sus hojas para usarlas en mis jugos y recetas. Corto hojas de diferentes plantas y no sólo de una. Prefiero la más verdes.

Sabiendo que eventualmente todas las hojas van a morir y que la planta nunca llegará a cumplir un año de vida, sin temor prefiero aprovechar sus hojas en vez de ser un simple testigo de su eventual decadencia.

Durante la floración las plantas de cannabis alcanzan su madurez. Después de que los cogollos lleguen a su apogeo, la planta comienza a secarse poco a poco de abajo hacia arriba, independientemente de que la sigas regando o no, hasta morirse.

Corta las plantas completas en el momento adecuado, cuando los cogollos estén en su punto máximo de madurez y los tricomas estén en el estado deseado (generalmente cuando la mitad o más de los tricomas están en tonos ámbar o lechosos). Utiliza tijeras de podar limpias y asegúrate de manipular las plantas con cuidado para evitar dañar los cogollos.

Puedes refrigerar tanto las hojas como las flores. Si las colocas en recipientes de cristal con una toalla de papel en el fondo, pueden durarte en buenas condiciones hasta tres semanas. Utilízalas en tus jugos verdes y otros alimentos antes de este tiempo.

Si quieres usar las hojas como alimento y las flores hembra de manera recreativa o para preparar aceites medicinales, puedes hacer ambas cosas. Aquí te cuento los detalles generales para lograrlo.

Después de la cosecha, desprende las hojas de los tallos y guárdalas en el refrigerador. Seguidamente cuelga los cogollos boca abajo en un lugar oscuro y bien ventilado, con una humedad relativa del 50-60 % y una temperatura de alrededor de 20-23 °C. El proceso de secado puede llevar de 1 a 2 semanas, dependiendo de las condiciones ambientales.

Una vez que los cogollos estén secos, puedes proceder al curado. Colócalos en frascos de vidrio herméticos y guárdalos en un lugar fresco y oscuro. Durante el curado, abre los frascos regularmente para permitir la circulación de aire y elimina cualquier signo de humedad excesiva. El curado puede durar varias semanas o incluso meses, y durante este tiempo los sabores y aromas de los cogollos se desarrollarán y mejorarán.

Recuerda etiquetar los frascos con la fecha de cosecha y el nombre de la variedad para mantener un registro adecuado de tus cultivos.

Si has leído hasta aquí, ya cuentas con la teoría necesaria y ahora sólo es cuestión de práctica o de profundización en algunos detalles técnicos para que puedas asegurar el éxito en tu cultivo. ¡Enhorabuena!

## Ventajas del cultivo en el exterior

### 1) Luz natural gratuita
Al cultivar en el exterior, las plantas de cannabis reciben luz natural del Sol, lo que proporciona un espectro completo de luz esencial para el crecimiento saludable de las plantas. Además, no se incurre en costos de electricidad asociados con la iluminación artificial.

### 2) Menor costo inicial
En comparación con el cultivo en el interior, el cultivo en el exterior requiere una inversión inicial más baja, ya que no es necesario adquirir equipos de iluminación y sistemas de ventilación. Sólo necesitarás suministros básicos de jardinería, sustratos, macetas y fertilizantes.

### 3) Tamaño y rendimiento potencialmente mayores
En el exterior, las plantas de cannabis tienen más espacio para crecer y desarrollarse completamente. Esto puede resultar en plantas más grandes y, por lo tanto, rendimientos potencialmente mayores en comparación con el cultivo en el interior.

### 4) Conciencia ecológica y más cannabinoides
Muchos ecologistas recomiendan reforestar grandes áreas desprotegidas con cultivos de cannabis para conservar la humedad del suelo y generar oxígeno y biomasa de forma económica y sostenible.

¿Por qué precisamente cannabis? Resulta que, con el calentamiento global y el aumento de la exposición a los rayos ultravioleta, algunas plantas están desapareciendo y otras están mutando. El cannabis es una de las mutantes. Está convirtiendo el poder de los rayos UV en más THCA o más CBDA, según su genética.[1]

¿Tendrá el mismo efecto en nosotros consumir THCA? No lo sabemos. Aún no hay análisis clínicos al respecto, pero podría ser, ya que el

---

1. Lydon J, *et al.* (1987). «UV-B Radiation Effects on Photosynthesis, Growth and Cannabinoid Production of Two *Cannabis sativa* Chemotypes». *Photochem Photobiol.* 1987 Aug; vol. 46(2): pp. 201-206; doi: 10.1111/j.1751-1097.1987. tb04757.x. PMID: 3628508.

THCA tiene efectos anticancerígenos y antitumorales demostrados en pruebas preclínicas *in vitro*.[2] Es decir, con tejidos humanos, fuera del cuerpo.

## Desventajas del cultivo en el exterior

### 1) Dependencia de las condiciones climáticas
El cultivo en el exterior está sujeto a las condiciones climáticas y estacionales del lugar donde se encuentre. Las plantas de cannabis son vulnerables a lluvias intensas, granizo, sequías, heladas o vientos fuertes. Esto puede afectar negativamente el crecimiento de las plantas y reducir los rendimientos. Por eso, aunque estén en el exterior, muchos preferimos tenerlas bajo mayas o invernaderos en donde se pueden controlar más estos factores, sin dejar de gozar de los beneficios del Sol.

### 2) Menor control sobre el entorno
No se puede controlar la intensidad y duración de la luz solar, la temperatura o la humedad con la misma precisión que en el interior. Además, al cultivar en el exterior, las plantas están expuestas a un mayor riesgo de plagas y enfermedades, ya que no se encuentran en un entorno cerrado y controlado. Insectos, ácaros, hongos y otros patógenos pueden afectar el cultivo y requerir medidas de prevención y control adicionales. También debido a esto, se puede optar por invernaderos o mayas protectoras.

### 3) Posible limitación estacional
En ciertos países o zonas climáticas privilegiadas, como el centro de México, se puede cultivar todo el tiempo y obtener entre 3 y 4 cosechas por año. Sin embargo, en otras regiones el cultivo en el exterior está limi-

---

2. Daoui O, *et al.* (2023). «Repositioning Cannabinoids and Terpenes as Novel EGFR-TKIs Candidates for Targeted Therapy Against Cancer: A virtual screening model using CADD and biophysical simulations». *Heliyon.* 2023 Apr 17; vol. 9(4): e15545; doi: 10.1016/j.heliyon.2023.e15545. PMID: 37128337; PMCID: PMC10148140.

tado por las cambiantes condiciones climáticas de las diferentes estaciones del año.

Por ejemplo, hay zonas en las que la nieve y las heladas impiden completamente el cultivo en el exterior. Esto significa que la ventana de tiempo para cultivar y cosechar puede ser más limitada en comparación con el cultivo en el interior.

### 4) Posible limitación legal

En Estados Unidos, algunas ciudades (por ejemplo, Connecticut), sólo permiten el cultivo en interiores. Recuerda investigar y cumplir con las leyes y regulaciones locales relacionadas con el cultivo de cannabis, ya que éstas pueden variar según la ubicación. Por favor, consulta el Anexo.

## CULTIVO INTERIOR (CULTIVO CON LÁMPARAS)

Esta forma de cultivo de cannabis, también conocido como «cultivo *indoor*» ofrece mayor control sobre las condiciones ambientales, lo que permite obtener cosechas de alta calidad en cualquier época del año con discreción.

A continuación, describiré algunas de las técnicas más comunes. Sin embargo, te advierto con sinceridad que ésta es sólo una recopilación de la información que obtuve al investigar, ya que no cuento con experiencia en este tipo de cultivo.

- Te recomiendo hacer cursos o ver tutoriales del método que elijas, ya que el grado de complejidad es más alto.

### Cultivo en armario o tienda de cultivo

Ésta es una técnica popular y adecuada para cultivadores principiantes. Consiste en utilizar un armario o una tienda de cultivo, que se pueden adquirir en tiendas especializadas (llamadas *grow shops* o tiendas de cultivo), y configurar el espacio con luces, ventiladores, sistemas de riego y otros equipos necesarios, que suelen vender en la misma tienda. Esta técnica permite controlar fácilmente las condiciones ambientales, como la temperatura, la humedad y la iluminación.

### Cultivo en cuarto o habitación

Esta técnica implica dedicar una habitación de tu vivienda exclusivamente para el cultivo de cannabis. Se requiere un poco más de espacio y planificación en comparación con el cultivo en armario, pero ofrece la posibilidad de cultivar más plantas y obtener mayores rendimientos. Es importante asegurarse de que la habitación esté bien aislada y equipada con sistemas de ventilación, iluminación y control de olores.

### Cultivo hidropónico

Es una técnica en la que las plantas se cultivan en un medio inerte, como lana de roca, perlita o arcilla expandida, y se les suministra una solución nutritiva directamente en las raíces. El cultivo hidropónico permite un crecimiento rápido y eficiente, ya que las plantas tienen un acceso directo a los nutrientes. Además, utiliza menos agua que los sistemas de suelo tradicionales.

### Cultivo en sistemas aeropónicos

Es una técnica similar al cultivo hidropónico, pero en lugar de utilizar un medio de cultivo, las raíces de las plantas se suspenden en el aire y se rocían con una solución nutritiva. Este tipo de cultivo proporciona una excelente oxigenación de las raíces y permite un crecimiento rápido y vigoroso de las plantas. Sin embargo, requiere un mayor nivel de experiencia y cuidado en comparación con otras técnicas.

### Cultivo en sistemas de luz continua (24/0)

En esta técnica, las plantas de cannabis reciben luz continua durante todo el ciclo de crecimiento, sin períodos de oscuridad. Esto estimula un crecimiento más rápido y constante de las plantas, ya que no hay interrupciones en la fotosíntesis. Sin embargo, es importante controlar la temperatura y la humedad, ya que la falta de oscilación en las condiciones ambientales puede aumentar el riesgo de enfermedades.

## Ventajas del cultivo en el interior

### 1) Control total sobre las condiciones ambientales

En el cultivo en el interior, puedes tener un control preciso sobre factores como la luz, la temperatura, la humedad y la circulación de aire. Esto te permite crear un entorno óptimo para el crecimiento de tus plantas de cannabis.

### 2) Privacidad y discreción

El cultivo en el interior permite que tus plantas de cannabis no sean visibles desde la parte exterior de tu vivienda. Puedes cultivar de forma más discreta y evitar problemas legales o sociales.

### 3) Cultivo durante todo el año

Al cultivar cannabis en el interior, no tienes que seguir los ritmos de las estaciones del año. Puedes sembrar en cualquier momento y cosechar más de dos veces al año, lo que te permite contar con un suministro constante de hojas frescas.

### 4) Protección contra factores externos

Al estar bajo techo, las plantas de cannabis están más protegidas de amenazas externas como plagas, enfermedades, cambios climáticos bruscos y eventos naturales (lluvias intensas, granizo, etc.). Esto permite un mayor control y reduce el riesgo de pérdidas.

## Desventajas del cultivo en el interior

### 1) Mayor costo inicial

Definitivamente, este tipo de cultivo requiere una inversión inicial más alta en equipos y suministros, como luces de cultivo, sistemas de ventilación, controladores de clima, fertilizantes y sustratos o medios de alimentar tu cultivo. Esto puede ser un obstáculo para quienes tienen un presupuesto limitado.

### 2) Consumo de energía

El cultivo en el interior utiliza electricidad para alimentar las luces, los sistemas de ventilación y otros equipos. Esto puede resultar en un aumento considerable de energía, lo que se traduce en mayores costos de electricidad y una huella ambiental más grande.

### 3) Limitación de espacio

Se requiere un espacio adecuado para albergar las plantas y los equipos necesarios. Si no dispones de suficiente espacio en tu hogar, puede ser un desafío configurar un sistema de cultivo en el interior.

### 4) Consumo de tiempo

Puestos a comparar, necesitas dedicar más tiempo a la instalación y supervisión de todo el equipo necesario, que el tiempo que ocuparías cultivando en el exterior.

## ¿Cuándo es necesario que hagas un curso de cultivo de cannabis?

Si has dejado morir plantas a tu cuidado, si no tienes ningún tipo de experiencia previa en el cultivo de otras plantas o si eliges cultivar en interiores, te recomiendo que primero te capacites.

• Te recomiendo participar en una capacitación práctica.

Existe una gran oferta de distintos cursos al respecto en nuestro idioma, ya sea en línea o presenciales. Si no cuentas con suficiente presupuesto, también existen diversos tutoriales gratuitos en plataformas como YouTube. Es cuestión de invertir algunas horas para ver cuáles te gustan y te convienen más.

## Cultivar cannabis es una actividad relajante y terapéutica, disfrútala

En cualquier método de abastecimiento de hojas verdes de cannabis que elijas existe una curva de aprendizaje, pasada la cual, las cosas se facilitan mucho y comienzas a disfrutar. Según mi experiencia, lo más importante para lograrlo es nuestra capacidad de observación. Y podemos desarrollarla más mediante la práctica del cultivo. Observando cada día a nuestras plantas y comparando esa observación con las anteriores podemos ver si nuestras plantas han crecido, si tienen sed, si algo las está parasitando o si se han enfermado.

Te repito esto para que lo memorices: si las hojas están caídas, como desmayadas o con apariencia marchita, es obvio que les hace falta agua; si las hojas cambian de color, si se curvan o se ven mordidas o invadidas por insectos que hacen túneles en ellas, es obvio que requieren ayuda de nuestra parte para darles mejores nutrientes o combatir la plaga; si las hojas están hermosas y perfectas hasta el comienzo de la floración, que es cuando por causas naturales se van marchitando de abajo hacia arriba, es obvio que hicimos bien las cosas.

¡Disfruta del proceso de cultivo y de los beneficios que el cannabis puede brindarte de una forma casera y controlada!

## *Puntos clave*

Cultivar cannabis es una actividad disfrutable, terapéutica y que puede tener diferentes grados de dificultad dependiendo de las condiciones y el entorno en que lo haces.

- Hay semillas automáticas que no dependen de las estaciones para florear; hay semillas feminizadas, que siempre son hembras; y hay semillas regulares que pueden ser hembras, machos o hermafroditas.
- Se puede cultivar en el interior con lámparas o en el exterior con la luz del Sol. El sustrato puede ser tierra preparada, hidropónico que requiere agua con nutrientes o aeropónicos donde las raíces se rocían con soluciones nutritivas.
- Cada tipo de semilla y cada tipo de cultivo ofrece ventajas y desventajas. Hay que considerarlos antes de elegir lo que quieres probar.
- Lo más sencillo es cultivar en macetas en balcones o terrazas ventiladas e iluminadas. En otros sistemas existen más variables a controlar y las cosas se pueden complicar, por lo que es aconsejable ver tutoriales en línea o hacer clases presenciales con expertos, sobre todo si no tienes experiencia en el cultivo de otras plantas.
- En algunos países, el cultivo es legal y en otros no, consulta el Anexo del libro para saberlo antes de comenzar.

Cultivar tus propias plantas es la mejor solución si quieres alimentarte con ellas y no es tan difícil. Comenzar requiere de una curva de aprendizaje que no es muy pronunciada, después, cada vez lo harás mejor y comenzarás a disfrutarlo.

# Capítulo V

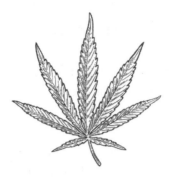

# Bebidas fruticannábicas

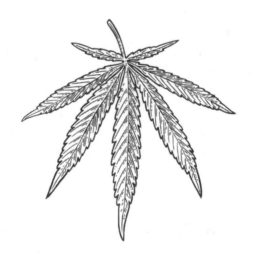

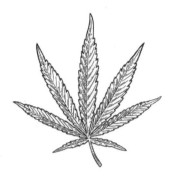

## ¡Te doy la bienvenida al nutritivo mundo de las bebidas verdes con cannabis!

En este capítulo te hablaré acerca del arte de mezclar o exprimir hojas y flores de cannabis con una variedad de deliciosas frutas para crear preparaciones refrescantes y nutritivas. Al mismo tiempo, haré un resumen de lo más esencial que has leído hasta ahora en este libro para recapitular y motivarte a comenzar lo antes posible con el hábito de consumir lo que yo llamo bebidas fruticannábicas.

Prepárate para experimentar y encontrar tus mezclas favoritas, ya que diferentes combinaciones de frutas permiten sabores personalizados y perfiles nutricionales adaptados a tus preferencias y necesidades.

Te voy a compartir mis recetas preferidas, pero no por ello quiero que pierdas la alegría de descubrir las tuyas usando diferentes proporciones de frutas para personalizar la dulzura, la acidez y el sabor general.

Quiero comentarte que antes yo no amaba las frutas como las amo ahora y, por supuesto, no era entusiasta de ellas, comía muy pocas. Pero cuanto más las fui conociendo y disfrutando, más me aficioné a ellas. Ahora siento grandes deseos de comer fruta y antes no. Yo creo que el propio cuerpo se va acostumbrando poco a poco a los sabores y beneficios de las frutas y las va solicitando a través de antojos o entusiasmo por el simple hecho de verlas.

Adéntrate en el disfrute terapéutico de cultivar tu propio cannabis orgánico y úsalo para elaborar bebidas. Esta práctica te brindará la oportunidad de experimentar los beneficios del consumo regular de jugos de frutas y verduras, mejorando así tu felicidad y salud mental.

La práctica de extraer zumos de frutas y verduras puede rastrearse hasta las antiguas civilizaciones de Egipto y Mesopotamia. Documentos y artefactos sugieren que estas sociedades prensaban granadas y uvas para crear bebidas seguramente por sus sabores y quizá por sus beneficios para la salud. En muchas culturas tradicionales, como la Ayurveda de la India y la medicina tradicional china, el consumo de plantas en formas líquidas ha sido un pilar para la salud y la curación. Estas prácticas reconocían el valor nutricional y medicinal de las hierbas y vegetales, incorporándolos en dietas y tratamientos. Aunque no específicamente centrados en los jugos, sí implicaban el uso de ingredientes verdes en formas concentradas.

A finales del siglo XIX y principios del XX, el movimiento naturópata comenzó a tomar forma, enfatizando la importancia de la dieta y los métodos naturales para mantener la salud. La idea hipocrática de que «tu alimento sea tu medicina» resurgió y, con ella, la práctica de consumir jugos de frutas y vegetales crudos para aprovechar sus nutrientes esenciales. Fue durante la década de 1930 que el doctor Norman Walker, un pionero en el ámbito de la nutrición natural, inventó el primer extractor de jugos comercial. Walker promovió la idea de que beber jugos crudos podía prevenir enfermedades y mejorar la salud general. Publicó varios libros sobre el tema y se le reconoce por haber popularizado el consumo de jugos crudos, incluidos los jugos verdes.[1]

Posteriormente, en la década de 1980, Ann Wigmore fue una defensora de la alimentación viva y la medicina natural, y es conocida por popularizar el consumo de *wheatgrass* y los jugos verdes como parte de

---

1. Walker, Norman W. *Zumos de frutas y verduras*, Sirio, 2016.

una dieta saludable.[2] Fundó el Instituto de Vida Hipócrates en Boston, donde enseñaba los beneficios de los alimentos crudos, los jugos verdes y el *wheatgrass* para la salud.

En fechas más recientes apareció Victoria Boutenko, una reconocida autora y defensora de la dieta cruda y los alimentos vivos, ya hablamos acerca de su libro más famoso *La revolución verde,* donde invita a sus lectores a incorporar un zumo verde al menos cada día.[3] Ella ha organizado retos en diferentes lugares para ayudar a las personas a sustituir una de sus comidas diarias por un zumo verde.

Después de estos tres pioneros, celebridades, nutricionistas e *influencers* de la salud han promovido los zumos verdes como una forma efectiva de aumentar la ingesta de vegetales, mejorar la digestión, desintoxicar el cuerpo y apoyar un estilo de vida saludable.

En las dos últimas décadas han experimentado un resurgimiento en popularidad, en gran parte debido al acceso más fácil a extractores de jugos y licuadoras de alta gama, de forma que, actualmente, son una parte fundamental de la cultura de la salud y el bienestar, y están disponibles no sólo en casa sino también en bares de jugos, cafeterías y restaurantes de todo el mundo. Se les atribuyen beneficios que van desde la mejora de la energía y la hidratación hasta la ayuda en la pérdida de peso y la prevención de enfermedades.

### ¿Jugos, zumos, batidos, *smoothies*, *shots*, licuados?

Dado que el consumo de nutrientes a través de la ingesta de frutas y vegetales de hojas verdes es un hecho incuestionable, el interés y la popularidad de los jugos verdes como una opción saludable de bebida continúa creciendo, consolidándolos como una parte valiosa de la dieta moderna para el mantenimiento y la mejora de la salud.

Sin embargo, parece haber una controversia debido al hecho de dejar fuera de la bebida la mayor cantidad posible de fibra o, por el contrario, consumirla completa. Otro tema importante es si se les agrega

---

2. Wigmore, Ann. *Salud y vitalidad con la hierba de trigo,* Océano, 2000.
3. Boutenko, Victoria. *La revolución verde,* Gaia, 2010.

agua o no para beberlos concentrados o diluidos. Analicemos con detalle las opciones disponibles con sus pros y sus contras.

## Licuar frutas y hojas completas en una licuadora

Los *smoothies*, batidos o licuados se preparan en licuadora o batidora, que consiste en un vaso de plástico o de cristal con aspas. Normalmente se les añade agua para poder licuar las frutas y hojas verdes con facilidad. Pros: mayor retención de fibra dietética, fácil preparación y limpieza sencilla. Contras: la textura puede ser más gruesa y menos suave en comparación con los jugos extraídos, el proceso de licuado puede provocar una mayor oxidación de los ingredientes, lo que puede reducir la vida útil del jugo y disminuir el contenido de nutrientes con el tiempo y, por último, hay un menor rendimiento nutricional. Evidentemente, un vaso de zumo con fibra contiene menos frutas y verduras que las que se utilizan para preparar un vaso de zumo sin la fibra, por lo que el contenido de nutrientes también es menor.

## Extraer zumos de frutas y hojas con un extractor

Los zumos, extractos, *shots* o jugos de fruta, se preparan con un extractor. Los equipos de extracción o jugueras separan la fibra de los líquidos. La parte líquida retiene los nutrientes de forma concentrada. También por eso a veces se ofrecen en vasos pequeños llamados *shots*. Pros: los zumos extraídos tienden a tener una textura más suave y ligera. Los extractores están diseñados para exprimir al máximo el líquido de las frutas y verduras, lo que resulta en un mayor rendimiento de jugo en comparación con la licuadora. Esto es especialmente cierto con los extractores de prensado en frío. Para extraer el zumo de las hojas de cannabis esto es importante, ya que los equipos que aumentan la temperatura, como las batidoras de alta potencia, podrían descarboxilar los cannabinoides. Los de extracción lenta o en frío no lo hacen, por lo que resultan la mejor opción en este sentido. Por último, la acción de extracción minimiza la oxidación de los ingredientes, lo que ayuda a preservar el contenido de nutrientes y prolongar la vida útil del jugo. Puedes almacenarlos durante más tiempo sin que pierdan sus cualidades nutricionales. Contras: se pierde la mayor parte de la fibra dietética presente en la fruta y las hojas. Algunos extractores pueden requerir un tiempo adicional de preparación, como cortar las frutas y verduras en trozos más pequeños para que quepan en la máquina. Éste es un detalle para considerar durante la elección del extractor, ya que existen algunos con entradas más grandes que otros. Además, suelen tener más piezas que una licuadora que hay que armar y desarmar continuamente.

En resumen, la elección entre licuar frutas y hojas completas (licuados, *smoothies* o batidos) o usar un extractor (jugos, zumos o *shots*) depende de tus preferencias personales y necesidades. Puedes experimentar con ambos para descubrir lo que sea mejor para ti. Mi recomendación es que, si tienes algún padecimiento, utilices un extractor ya que obtendrás una mayor densidad nutricional en tu bebida con un menor índice glucémico. Si no, con una licuadora es suficiente.

Yo alterno ambos métodos, ya que mis niveles de glucosa cuando me hago análisis sanguíneos siempre han resultado normales hasta la fecha. Cotidianamente prefiero preparar mis bebidas con un extractor en frío llamado Cusinart Slow Juicer. Y ocasionalmente también me preparo bebidas más dulces en mi licuadora Vitamix. Como es un hábito saludable que he incorporado de por vida, en estos momentos, por las mañanas casi siempre desayuno bebidas extraídas. Y cuando me apetece por la tarde algo dulce prefiero licuar las frutas completas para evitar los antojos y disfrutar de la vida.

### ¿Te preocupa la glucosa?

En la revista *Nutrición y Diabetes*, se publicó un estudio[4] que investigó el efecto de la extracción de frutas en la respuesta glucémica postpran-

---

4. Redfern, K., *et al.* (2017). «Nutrient-Extraction Blender Preparation Reduces Postprandial Glucose Responses from Fruit Juice Consumption». *Nutr. Diabetes,* vol. 7, e288; doi.org/10.1038/nutd.2017.36.

dial y el índice glucémico (IG). El estudio reclutó voluntarios sanos y utilizó un diseño cruzado donde cada participante sirvió como su propio control. Se administraron tres tipos de comidas de prueba: frutas mixtas enteras, frutas mixtas pasadas por un extractor y mango entero o pasado por un extractor. Se midieron los niveles de glucosa en ayunas y postprandiales después de consumir cada comida de prueba a intervalos regulares durante un período de 2 horas.

La fruta pasada por el extractor redujo significativamente el IG de las frutas mixtas en comparación con la fruta entera y el control de glucosa. Sin embargo, no hubo una diferencia significativa en el IG entre el mango entero y el mango extraído. Además, la fruta extraída mostró un pico de glucosa más tardío y una respuesta glucémica más lenta en comparación con la fruta entera. Estos hallazgos sugieren que la extracción de nutrientes puede ser una estrategia dietética prometedora para el control glucémico en la diabetes, especialmente para frutas mixtas, y puede tener implicaciones clínicas importantes para la prevención y el manejo de la diabetes tipo 2. Sin embargo, se necesita más investigaciones para comprender completamente los mecanismos que causan estos efectos.

## Beneficios nutricionales

Las verduras de hojas verdes como la espinaca, la col rizada, el brócoli y el cannabis son ricas en nutrientes. Estos vegetales aportan una dosis generosa de vitamina K, ácido fólico, manganeso y hierro, entre otros, que contribuyen a fortalecer nuestro sistema inmunitario, combatir la inflamación y favorecer la salud ósea y la coagulación sanguínea adecuada. La clorofila contenida en las hojas verdes es conocida por su capacidad para desintoxicar el cuerpo, ayudando a eliminar toxinas y residuos acumulados en el sistema digestivo y favoreciendo la purificación interna.

Al integrar ingredientes como el pepino, el apio y el jengibre, que tienen propiedades diuréticas y alcalinizantes, las bebidas verdes optimizan la función de los riñones y el hígado, promoviendo la eliminación de residuos y el equilibrio ácido-base en el cuerpo.

Gracias a su alto contenido de vitaminas del complejo B, como la vitamina B6 y el ácido fólico, así como minerales como el magnesio y el potasio, las bebidas verdes ofrecen una fuente de energía natural y sostenida que estimula nuestro rendimiento físico y mental. Esta combinación equilibrada de nutrientes esenciales colabora en la producción de energía a nivel celular, combatiendo la fatiga, mejorando la concentración y promoviendo un estado de vitalidad y bienestar general.

Los antioxidantes presentes en las bebidas verdes, como la vitamina C, los flavonoides y los carotenoides, ayudan a combatir el estrés oxidativo, reducir la inflamación y proteger el sistema cardiovascular. Estos compuestos benefician la salud del corazón al promover la salud de los vasos sanguíneos, reducir el colesterol LDL («malo») y regular la presión arterial, contribuyendo a la prevención de enfermedades cardiovasculares y al apoyo de una vida longeva y saludable.

## Beneficios ecológicos

Además de los beneficios para la salud personal, las bebidas verdes también promueven un estilo de vida amigable con el medio ambiente al fomentar el consumo de productos locales, de temporada y orgánicos. Al centrarse en ingredientes frescos y naturales, estas bebidas contribuyen a reducir la huella de carbono, apoyar la agricultura sostenible y promover la conciencia sobre la importancia de una alimentación saludable y respetuosa con el planeta. En pocas palabras, las bebidas verdes representan mucho más que una simple bebida saludable: son un símbolo de bienestar, vitalidad y equilibrio.

## Beneficios de los cannabinoides ácidos

Recordemos que los cannabinoides ácidos están presentes en la planta de cannabis cuando está viva o recién cortada y cruda. Los principales se llaman CBGA (ácido cannabigerólico), THCA (ácido tetrahidrocannabinólico) y CBDA (ácido cannabidiólico). Tal como hemos visto en el primer capítulo de este libro, poseen beneficios únicos para la salud. Vamos a recapitularlos para tenerlos presentes:

El CBGA es considerado el precursor de todos los cannabinoides. Investigaciones italianas e israelíes han explorado sus potenciales beneficios en diversos campos:

- **Desórdenes metabólicos:** puede ayudar a regular el metabolismo de lípidos, ofreciendo posibles beneficios para trastornos metabólicos como la diabetes y la dislipidemia.
- **Enfermedad cardiovascular:** se ha descubierto que inhibe la enzima ALR2, relacionada con el estrés oxidativo y enfermedades cardíacas, sugiriendo un potencial como agente protector cardiovascular.
- **Cáncer de colon:** posee propiedades citotóxicas que pueden combatir las células cancerosas del colon, con potencial para prevenir la proliferación de pólipos y carcinomas.
- **Actividad antimicrobiana:** su actividad antimicrobiana, especialmente contra bacterias clínicamente importantes, sugiere su uso potencial como agente antibacteriano.

El THCA posee una amplia gama de propiedades farmacológicas demostradas en estudios en animales y tejidos humanos:

- **Antiemético:** mostró eficacia en reducir náuseas y vómitos, superando al THC en estudios en ratones y musarañas.
- **Antiinflamatorio:** es un potente inhibidor de las enzimas COX-1 y COX-2, responsables de la producción de prostaglandinas proinflamatorias, destacándose por su efectividad.
- **Antioxidante y neuroprotector:** protege contra daño oxidativo y enfermedades neurodegenerativas, como la enfermedad de Parkinson.
- **Inmunomodulador:** posee propiedades inmunomoduladoras, impactando en diferentes vías metabólicas en comparación con el THC, lo que sugiere un potencial inmunomodulador único.
- **Anticancerígeno:** se ha observado su capacidad para inhibir el crecimiento de células cancerosas de próstata y de colon en estudios preclínicos, sugiriendo un potencial anticancerígeno.

- **Analgésico:** activador de receptores TRPA1 relacionados con la sensación de dolor, mostrando eficacia en el tratamiento del dolor, incluyendo pacientes con dolores de cabeza.
- **Hepatoprotector:** capaz de prevenir la fibrosis hepática y la inflamación en daños hepáticos inducidos químicamente y por obesidad, mostrando potencial en la protección y tratamiento de trastornos hepáticos.

El CBDA destaca por sus propiedades farmacológicas diversas y prometedoras:

- **Inflamación:** actúa como inhibidor de COX-2, importante en la producción de prostaglandinas proinflamatorias, mostrando potencial en el tratamiento de enfermedades inflamatorias crónicas como la artritis.
- **Náuseas y vómitos:** se ha observado su eficacia en reducir comportamientos de náuseas, superando al CBD en un estudio, lo que sugiere su utilidad contra estos síntomas.
- **Anticancerígeno:** demostró capacidad para detener la migración de células cancerosas de mama, siendo prometedor en la prevención de metástasis y la reducción de la invasividad.
- **Anticonvulsionante:** se ha confirmado su efectividad en modelos de ratón de síndrome de Dravet, sugiriendo un potencial anticonvulsivante.
- **Antipsicótico:** incluido en una patente para medicamentos antipsicóticos, junto con otros cannabinoides ácidos, destaca por su posible papel en terapias neuroprotectoras.

Estas investigaciones resaltan el amplio potencial terapéutico de los cannabinoides ácidos en diferentes áreas de la salud humana, sin embargo, aún no hay estudios de lo que, según sospecho, podría ser algo mejor: podrían ser precursores nutricionales para que nuestro sistema endocannabinoide fabrique sus propios endocannabinoides y se autorregule cumpliendo sus funciones de homeostasis.

## Sinergia de las bebidas verdes más los cannabinoides ácidos

- **Refuerzo antiinflamatorio:** la combinación de cannabinoides áci- dos con los antioxidantes y fitonutrientes presentes en las bebidas verdes puede ofrecer un efecto antiinflamatorio poderoso. La ac- ción conjunta de estos compuestos puede ayudar a reducir la infla- mación en el cuerpo, aliviando condiciones como artritis, enfer- medades autoinmunes y dolencias inflamatorias crónicas.
- **Salud digestiva:** los cannabinoides ácidos y los nutrientes de las bebidas verdes trabajan en armonía para promover una digestión saludable. La combinación puede estimular la producción de enzi- mas digestivas, mejorar la absorción de nutrientes y equilibrar la microbiota intestinal, favoreciendo un sistema digestivo óptimo y combatiendo problemas digestivos como la hinchazón y la acidez estomacal.
- **Bienestar mental y físico:** la sinergia entre cannabinoides ácidos y bebidas verdes puede tener un impacto positivo en el bienestar general. Al complementarse mutuamente, estos compuestos pue- den favorecer el equilibrio emocional y mental, mejorar la energía y vitalidad, y fortalecer el sistema inmunitario, proporcionando una sensación de bienestar integral.
- **Desintoxicación y regeneración celular:** la combinación de can- nabinoides ácidos y nutrientes de las bebidas verdes puede estimu- lar la desintoxicación del cuerpo, promoviendo la eliminación de toxinas y la regeneración celular. Esta sinergia puede apoyar la función hepática, mejorar la circulación sanguínea y fortalecer el sistema de eliminación de toxinas del cuerpo.
- **Efectos neuroprotectores y antioxidantes:** la unión de los canna- binoides ácidos con los antioxidantes presentes en las bebidas ver- des puede ofrecer beneficios para la salud cerebral y la protección celular. Esta combinación puede ayudar a reducir el estrés oxida- tivo, proteger las células cerebrales y neuronales, y promover la salud cognitiva a largo plazo.

## Precauciones

Es importante consultar a un profesional de la salud antes de iniciar cualquier régimen nuevo, especialmente si implica cambios significativos en la dieta o en el uso de cannabinoides para asegurar un abordaje seguro y efectivo para tus necesidades individuales.

La preparación y el consumo de jugos, especialmente aquellos que contienen ingredientes específicos como cannabis o ciertos elementos menos comunes, conllevan algunas precauciones importantes a considerar para garantizar una experiencia segura y beneficiosa. Aquí te presento algunas precauciones clave a tener en cuenta al incorporar jugos especiales en tu dieta:

Asegúrate de utilizar ingredientes frescos, orgánicos y de alta calidad para preparar tus bebidas. Es especialmente importante que los ingredientes que contienen cannabis sean de origen seguro y legal, y estén libres de pesticidas y otros químicos dañinos.

Lava cuidadosamente todos los ingredientes antes de usarlos para eliminar cualquier contaminante, y asegúrate de mantener una higiene adecuada durante la preparación para evitar la contaminación cruzada.

Si preparas bebidas para consumir más tarde, guárdalas refrigeradas en recipientes herméticos para evitar la proliferación de bacterias. Consumirlas frescas dentro de un tiempo razonable también es importante para obtener los máximos beneficios nutricionales.

Como hemos visto, el tono endocannabinoide de cada persona es distinto, debido a ello, lo mejor es empezar con cantidades bajas de hojas de cannabis e ir aumentándolas poco a poco hasta obtener los beneficios deseados. También es importante monitorear y modificar la dosis, ya que nuestro sistema endocannabinoide no es estático, puede sufrir modificaciones que requieran ajustar la dosis.

Si eres propenso a alergias alimentarias o intolerancias a ciertos ingredientes presentes en estas bebidas, asegúrate de identificar y evitar esos elementos para prevenir reacciones adversas.

Si estás embarazada, amamantando, tomando ciertos medicamentos, o tienes condiciones médicas específicas, es importante hablar con tu médico antes de incorporar bebidas fruticannábicas en tu dieta para asegurarte de que son seguras y compatibles con tu salud.

## Recomendaciones

Puedes sustituir una de tus comidas con una bebida fruticannábica. El desayuno me parece que es la mejor opción, pero hay personas que debido a sus horarios laborales no tienen tiempo de almorzar, comer o cenar y les va mejor beberla en otros momentos del día.

Para una absorción óptima de nutrientes disfruta de las siguientes recetas con el estómago vacío y no comas nada por lo menos 30 minutos después. Consumirlas en la misma comida con lácteos o carnes, por ejemplo, puede hacer que esta combinación se fermente en tu estómago causando flatulencias.

Según mi experiencia, dividir la cantidad total de jugo en tres porciones y consumirlas a lo largo del día maximiza los beneficios, pero no todo el mundo dispone de la capacidad de organización o la flexibilidad de horarios necesaria para poder beberlas con el estómago vacío y dejar pasar media hora después.

La personalización es clave en la preparación de estas bebidas verdes con cannabis. Experimenta con diferentes combinaciones de frutas para adaptar el sabor y el contenido nutricional según tus preferencias.

Puedes comprar todo tipo de frutas y verduras y almacenarlas, pero debes asegurarte de que al momento de preparar tus bebidas las frutas ya estén maduras. Si no lo están, podrían no sentarte bien. Hay individuos a quienes comer frutas ácidas inmaduras le provoca escoriaciones de la lengua o la aparición de pequeñas llagas en la boca. Hay personas que cuando comen frutas demasiado maduras sufren diarrea o gases. Y a otros afortunados no les pasa nada de esto, pero simplemente no van a poder disfrutar el esplendor de los sabores que sólo se alcanza cuando la fruta está en su punto de maduración perfecto.

México ofrece una amplia variedad de frutas exóticas y deliciosas, como mamey, guayabas rosas y limones reales. Hay otros países de Latinoamérica con frutas asombrosas y baratas como Colombia y Perú. Cada país tiene sus propios tesoros. Además, no subestimemos las frutas raras o escasas, que a menudo ofrecen cualidades únicas y beneficios que no se encuentran en las frutas convencionales. Descúbrelos y aprovecha las frutas locales de temporada, preferiblemente orgánicas, para garantizar la calidad y la frescura de tus bebidas fruticannábicas.

Es fundamental apoyar a los mercados locales y a los vendedores que nos proveen de estas joyas nutricionales a precios accesibles. Reconozcamos el arduo trabajo de estos comerciantes que montan y desmontan sus puestos cotidianamente para ofrecernos lo mejor de las frutas y verduras frescas.

La organización es clave para optimizar nuestro tiempo, recursos y energía. Personalmente, realizo mis compras de frutas una vez por semana, generalmente los lunes, y las guardo en canastos a la intemperie o en recipientes de cristal en el refrigerador para mantener su frescura. Y siempre tengo algunas en el congelador por si algún día no dispongo de frutas frescas.

Priorizo el consumo de frutas maduras y planifico en función de la disponibilidad y la temporada. En caso de no tener hojas de cannabis disponibles, recomiendo utilizar otras hojas verdes nutritivas, como las de betabel o las de espinaca.

Agradezcamos a la Madre Naturaleza por todos los regalos que nos brinda, especialmente las frutas y verduras que son esenciales para nuestra salud y bienestar, algo que a menudo pasamos por alto en medio de la avalancha de mensajes publicitarios sobre alimentos poco o nada saludables.

Y ahora sí…

## ¡Manos a la obra!

### 1. Escoge las hojas más verdes
Una vez cosechadas, seleccionamos las hojas, priorizando aquellas con mayor cantidad de clorofila, es decir, las más verdes. Cuando las hojas empiezan a ponerse amarillas, significa que la planta decidió utilizar la clorofila que tenían almacenada para otras funciones como la floración o la generación de semillas, entonces ya no son tan nutritivas como cuando están en su verde esplendor.

### 2. Escoge las frutas que ya están maduras
Si no sabes cómo distinguir si tus frutas ya están maduras, no temas pedirles consejos a los vendedores. Pregúntales: cuántos días puede du-

rarte algo, cuál de las frutas que tiene te aguanta más para guardarla hasta una semana, cuándo estará listo para comerse lo que compres… Recuerda que ellos quieren venderte frutas no sólo una vez, sino de manera regular, así que establece buenas relaciones con ellos interesándote por sus conocimientos y recomendaciones.

### 3. Limpia y desinfecta

Es fundamental remojar en agua limpia las hojas después de cortarlas y si lo crees necesario, puedes desinfectarlas, al igual que las frutas. Personalmente, utilizo un producto a base de semillas de toronja o pomelo para desinfectar tanto las hojas como las frutas.

### 4. Licúa o extrae tu bebida

Utiliza la máquina de tu preferencia para moler, batir o extraer el zumo de las hojas y las frutas de las recetas que encontrarás más adelante. Si las batiste, opcionalmente puedes colarlas para eliminar las semillas.

### 5. Disfrútalas

Después de eso ya están listas para que las bebas. Sírvelas en un vaso y tómate unos momentos para deleitarte con sus sabores y cobrar conciencia de la nutrición que ingiere tu organismo.

### 6. Almacénalas

Puedes guardarlas en la nevera o refrigerador. Los batidos pueden durar un par de días. Los zumos hasta un máximo de cuatro.

# Las 33 recetas

## La fórmula general

Consiste en frutas y/o vegetales + hojas verdes cannábicas + agua (opcional). Encontrarás 11 recetas de *shots* y 11 recetas de **zumos** prensados en frío mediante el uso de un extractor de baja velocidad, así como otras 11 recetas de **licuados** (*smoothies*) hechos con una batidora normal o una licuadora de alta velocidad.

Los *shots* se preparan con extractor de baja velocidad y se sirven en vasos de tequila o algo similar porque son bebidas concentradas y de sabores no necesariamente agradables, están pensados para beberse de un solo trago. Podrías considerarlos como remedios.

Los zumos verdes se preparan con extractor y se sirven en vasos pequeños o de tamaño normal (equivalentes al contenido de una taza), sus sabores son peculiares debido a la cantidad de hojas verdes y vegetales presentes en la mezcla. Podrías considerarlos como ensaladas líquidas.

Los licuados se preparan con una licuadora y se sirven en vasos grandes. Están diluidos con agua. Sus sabores son más dulces ya que contienen mayores cantidades de frutas y las hojas de cannabis no cambian mucho sus sabores, son muy sutiles. Podrías considerarlos como postres líquidos.

## ¡Tu primera bebida fruticannábica!

Bébela por la mañana, un día que no tengas nada que hacer, por si acaso tienes un sistema endocannabinoide muy sensible que pueda llegar a descarboxilar internamente el THCA, de forma que experimentes algún efecto psicoactivo. A LA MAYORÍA DE LAS PERSONAS ESTO NO LES SUCEDE. Pero más vale prevenir que lamentar…

## ¿Cuántas hojas verdes cannábicas?

Recuerda que el tono endocannabinoide de cada persona es único y sus necesidades nutricionales también, así es que experimenta con un mínimo de 1 hoja grande, 2 hojas medianas o 3 chicas, hasta un máximo de 4 hojas grandes, 8 medianas o 12 chicas por cada receta.

Puedes usar más cuando dispongas de muchas hojas frescas y cuando se trate de zumos con extractor. En épocas donde tengas menos hojas, prepara licuados en vez de zumos.

Es importante que vayas monitoreando cómo te sientes durante una semana con la misma dosis antes de pensar en aumentar la cantidad.

## ¿Puedes ponerle flores además de hojas de cannabis?

Después de un par de semanas de consumir bebidas preparadas sólo con hojas, puedes añadir a tu bebida medio cogollo de una planta hembra o macho en floración, equivalente al tamaño de un dedo. Después puedes aumentar la dosis hasta un cogollo completo o más si estás usando un extractor.

## ¿Puedes variar las recetas?

¡Claro! Justamente ésa es la idea, úsalas sólo como referencia para tus primeros pasos antes de crear tus propias recetas, de acuerdo con tus gustos y necesidades.

Y recuerda que también puedes incluir las hojas frescas de cannabis en cualquier receta de ensalada.

## ¿Qué pasa si no puedes conseguir hojas frescas de cannabis continuamente?

Hay ocasiones en que tenemos algún inconveniente que nos impide tener plantas suficientes, como un cambio de domicilio, una plaga, una desorganización en nuestro calendario de siembras, etc. Por eso es conveniente almacenar algo en caso de emergencia.

Cuando tengas un excedente de hojas y/o flores, puedes licuarlas o batirlas con agua y congelarlas en cubitos de hielo. También puedes hacer una infusión y luego congelarla, ya que los cannabinoides ácidos son hidrosolubles.

Si consumes cannabis descarboxilado porque fumas o vaporizas y únicamente tienes cogollos secos, puedes pulverizarlos y agregarlos a alguna bebida, tal como se consumen otros polvos verdes nutritivos como la espirulina, la moringa, el *weatgrass*, etc. Pero ten en cuenta que esto puede provocarte efectos psicoactivos, ya que el secado descarboxila algunos cannabinoides y la pulverización otros.

Si alguna temporada por alguna causa no consigues ni hojas, ni flores, no pasa nada. Simplemente descansa y utiliza otro tipo de hojas verdes hasta que vuelvas a contar con tu suministro habitual de hojas de cannabis.

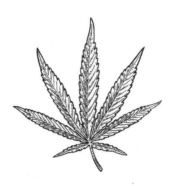

# *Shots*

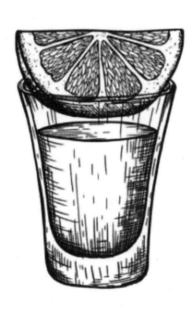

# 1 *SHOT* DESINFLAMANTE

## Ingredientes
- 2 cm de jengibre
- 5 cm de cúrcuma
- 1 pizca de pimienta
- El zumo de 1 limón
- Hojas de cannabis al gusto

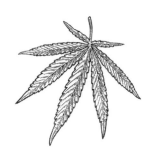

## Procedimiento
1. Lava y desinfecta muy bien todos los ingredientes.
2. Si es necesario, córtalos en trozos.
3. Introdúcelos en el extractor de baja velocidad hasta que todos los ingredientes sean procesados.
4. Sirve el zumo resultante en un vaso tequilero, añade el zumo de limón y la pizca de pimienta.
5. Disfruta de inmediato en un solo trago.

## BENEFICIOS
Este *shot* ofrece una poderosa combinación de ingredientes para aliviar la inflamación y promover la salud general. El **jengibre** es conocido por sus propiedades antiinflamatorias y digestivas, ayudando a reducir la inflamación en el cuerpo y aliviar molestias gastrointestinales. La **cúrcuma** es rica en curcumina, un compuesto con potentes propiedades antiinflamatorias y antioxidantes que pueden ayudar a reducir la inflamación crónica y apoyar la salud del sistema inmunitario. La **pimienta**, añadida en una pequeña cantidad, aumenta la absorción de la curcumina, maximizando sus efectos antiinflamatorios. El zumo de limón proporciona vitamina C y ayuda a equilibrar el pH del cuerpo, promoviendo la salud inmunológica y la desintoxicación. Las **hojas de cannabis** pueden ofrecer beneficios adicionales para reducir la inflamación y promover el bienestar general, gracias a sus propiedades antiinflamatorias y antioxidantes. Recuerda que el THCA y el CBDA han demostrado tener efectos antiinflamatorios en estudios preliminares.

# 2 *SHOT* INMUNOLÓGICO

## Ingredientes
- 2 cm de jengibre
- 1 zanahoria
- El zumo de 1 naranja
- Hojas de cannabis al gusto

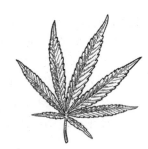

## Procedimiento
1. Lava y desinfecta muy bien todos los ingredientes.
2. Si es necesario, córtalos en trozos.
3. Introdúcelos en el extractor de baja velocidad hasta que sean procesados.
4. Sirve el zumo resultante en un vaso tequilero.
5. Disfruta de inmediato en un solo trago.

## BENEFICIOS

En conjunto, estos ingredientes proporcionan una combinación de vitaminas, antioxidantes y compuestos bioactivos que pueden fortalecer el sistema inmunitario, ayudando al cuerpo a defenderse contra enfermedades e infecciones. El **jengibre** es conocido por sus propiedades antiinflamatorias y antioxidantes. Contiene compuestos bioactivos como el gingerol, que pueden ayudar a combatir infecciones y enfermedades. La **zanahoria** es rica en betacaroteno, un antioxidante que se convierte en vitamina A en el cuerpo. La vitamina A es esencial para el funcionamiento adecuado del sistema inmunitario y también contienen vitamina C. La **naranja** es una excelente fuente de vitamina C, un antioxidante clave que estimula la producción de glóbulos blancos, que son células importantes para combatir infecciones. La vitamina C también ayuda a mantener la integridad de la piel, que es una barrera crucial contra las bacterias y los virus. Las hojas crudas de cannabis contienen una pequeña cantidad de cannabinoides ácidos con propiedades antiinflamatorias que podrían modular la función del sistema inmunitario.

# 3 *SHOT* DETOX

## Ingredientes
- 2 cm de jengibre
- 1 zanahoria
- El zumo de ¼ remolacha o betabel
- El zumo de 1 limón (opcional)
- Hojas de cannabis al gusto

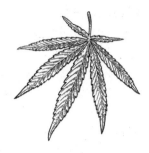

## Procedimiento
1. Lava y desinfecta muy bien todos los ingredientes.
2. Si es necesario, córtalos en trozos.
3. Introdúcelos en el extractor de baja velocidad hasta que sean procesados.
4. Sirve el zumo resultante en un vaso tequilero y añade el zumo de limón.
5. Disfruta de inmediato en un solo trago.

## BENEFICIOS
Este *shot* combina ingredientes que promueven la desintoxicación y la salud general del cuerpo. El **jengibre** es conocido por sus propiedades antiinflamatorias y digestivas, ayudando a estimular el sistema digestivo y promover la eliminación de toxinas. La **zanahoria** es rica en betacaroteno, un poderoso antioxidante que refuerza la salud de la piel y el sistema inmunitario. La **remolacha** o betabel es rica en antioxidantes y compuestos antiinflamatorios, que contribuyen a la desintoxicación del hígado y mejoran la función hepática. El zumo de limón, opcionalmente añadido, ofrece vitamina C y ayuda a alcalinizar el cuerpo, promoviendo un equilibrio saludable del pH. Las **hojas de cannabis** pueden proporcionar beneficios adicionales para la salud, incluyendo propiedades antiinflamatorias y antioxidantes, así como la presencia de clorofila que refuerza la desintoxicación y el bienestar general.

# 4 *SHOT* ADELGAZANTE

## Ingredientes
- 2 cm de jengibre
- 4 cm de cúrcuma
- 1 pizca de pimienta
- El zumo de media toronja
- Hojas de cannabis al gusto

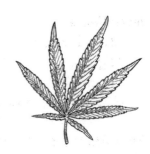

## Procedimiento
1. Lava y desinfecta muy bien todos los ingredientes.
2. Si es necesario, córtalos en trozos.
3. Introdúcelos en el extractor de baja velocidad hasta que sean procesados.
4. Sirve el zumo resultante en un vaso tequilero y añade la pizca de pimienta.
5. Disfruta de inmediato en un solo trago.

## BENEFICIOS
Este *shot* tiene un gusto amargo y fuerte. El **jengibre**, conocido por su capacidad para eliminar la acidez estomacal, también tiene propiedades antiinflamatorias, lo que puede ayudar a reducir la inflamación en el cuerpo. Por otro lado, la **cúrcuma**, con su compuesto activo llamado curcumina, es un potente antiinflamatorio que puede ayudar a aliviar el dolor y mejorar la circulación sanguínea. La **pimienta**, añadida en una pequeña cantidad, aumenta la absorción de la curcumina, maximizando sus efectos antiinflamatorios. El zumo de **toronja**, rico en vitamina C y antioxidantes, contribuye a mejorar la piel y promover la pérdida de grasa. Finalmente, las **hojas de cannabis**, con su pequeña cantidad de cannabinoides ácidos y otros compuestos bioactivos, pueden tener efectos antiinflamatorios y antioxidantes adicionales que contribuyen al bienestar general.

# 5 *SHOT* DEPURATIVO

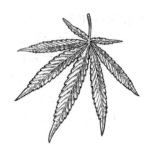

## Ingredientes
- 2 cm de jengibre
- 2 guayabas
- 2 ramas de apio
- Hojas de cannabis al gusto

## Procedimiento
1. Lava y desinfecta muy bien todos los ingredientes.
2. Si es necesario, córtalos en trozos.
3. Introdúcelos en el extractor de baja velocidad hasta que sean procesados.
4. Sirve el zumo resultante en un vaso tequilero.
5. Disfruta de inmediato en un solo trago.

## BENEFICIOS
Este *shot* combina tres ingredientes poderosos: guayabas, jengibre y apio, cada uno con sus propias propiedades saludables. Las **guayabas** son una excelente fuente de vitamina C, que fortalece el sistema inmunitario y mejora la salud de la piel. El **jengibre** es conocido por sus efectos antiinflamatorios y su capacidad para eliminar toxinas del cuerpo, lo que lo convierte en un potente depurativo. El **apio** es conocido por sus propiedades diuréticas y su capacidad para eliminar toxinas, lo que lo convierte en un excelente ingrediente para promover la salud general. Por último, las **hojas de cannabis**, gracias a sus cannabinoides ácidos y flavonoides, pueden aportar efectos antiinflamatorios y antioxidantes adicionales.

# 6 *SHOT* ANTIINFLAMATORIO

## Ingredientes
- 2 cm de jengibre
- 1 manzana
- Una pizca de canela
- Hojas de cannabis al gusto

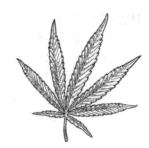

## Procedimiento
1. Lava y desinfecta muy bien todos los ingredientes.
2. Si es necesario, córtalos en trozos.
3. Introdúcelos en el extractor de baja velocidad hasta que sean procesados.
4. Sirve el zumo resultante en un vaso tequilero y añade la pizca de canela.
5. Disfruta de inmediato en un solo trago.

## BENEFICIOS

Este *shot* contiene una combinación de sabor dulce y agradable. La **manzana** es rica en pectina y antioxidantes, lo que ayuda a reducir la inflamación y a regular los niveles de azúcar en la sangre. El **jengibre**, conocido por sus propiedades antiinflamatorias, puede ayudar a quemar grasa y combatir el envejecimiento de la piel. La **canela** también es conocida por ayudar a reducir los niveles de azúcar en la sangre. Además, las **hojas de cannabis** pueden tener efectos antiinflamatorios y antioxidantes, lo que contribuye a la reducción de la inflamación y protege contra el estrés oxidativo. Juntos, estos ingredientes hacen de este *shot* una opción saludable contra la inflamación.

# 7 *SHOT* REJUVENECEDOR

## Ingredientes
- 2 cm de jengibre
- ¼ de remolacha o betabel
- ½ granada
- Hojas de col morada al gusto
- Hojas de cannabis al gusto

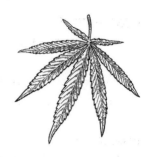

## Procedimiento
1. Lava y desinfecta muy bien todos los ingredientes.
2. Si es necesario, córtalos en trozos.
3. Introdúcelos en el extractor de baja velocidad hasta que sean procesados.
4. Sirve el zumo resultante en un vaso tequilero.
5. Disfruta de inmediato en un solo trago.

## BENEFICIOS
Este *shot* ofrece una combinación única de nutrientes y beneficios para la salud. El **jengibre** proporciona propiedades antiinflamatorias y digestivas, mientras que la **remolacha** o betabel es rica en antioxidantes y puede ayudar a mejorar la circulación sanguínea. La **col morada** es conocida por su alto contenido en antioxidantes y fitonutrientes que pueden contribuir a la salud cardiovascular. La **granada** ofrece una dosis adicional de antioxidantes y vitaminas que mejoran la calidad de la piel. Las **hojas de cannabis**, por su parte, también contienen flavonoides con propiedades antioxidantes. En conjunto, esta combinación de ingredientes ofrece un *shot* con todo el potencial para rejuvenecer a quien lo beba.

# 8 *SHOT* VITAMÍNICO

**Ingredientes**
- 2 cm de jengibre
- ½ manzana
- ½ pepino
- ½ kiwi
- Unas gotas de limón (opcional)
- Hojas de albahaca al gusto
- Hojas de cannabis al gusto

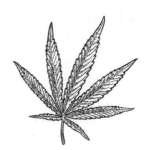

**Procedimiento**
1. Lava y desinfecta muy bien todos los ingredientes.
2. Si es necesario, córtalos en trozos.
3. Introdúcelos en el extractor de baja velocidad hasta que sean procesados.
4. Sirve el zumo resultante en un vaso tequilero y añade el zumo de limón.
5. Disfruta de inmediato en un solo trago.

**BENEFICIOS**

Este *shot* ofrece una combinación refrescante y nutritiva para hidratarse y obtener una dosis de nutrientes revitalizantes para el cuerpo. El **jengibre** es reconocido por sus propiedades antiinflamatorias y digestivas, además de contener compuestos bioactivos que pueden promover la salud en general. La **manzana** y el **kiwi** aportan vitamina C y potasio, esenciales para la salud del sistema inmunitario y la función celular. El **pepino**, con su alto contenido de agua, ayuda a mantener la hidratación y proporciona vitaminas y minerales adicionales, como el potasio. Las hojas de **albahaca** no sólo agregan sabor y aroma, sino que también pueden proporcionar beneficios para la salud por sus propiedades antioxidantes y antiinflamatorias. Además, las **hojas de cannabis** aportan cannabinoides ácidos, como THCA y CBDA, que pueden tener efectos antiinflamatorios y contribuir al bienestar general.

# 9 *SHOT* BENEFACTOR

## Ingredientes
- 1 tallo de apio
- ½ manzana verde
- ½ pepino
- Gotas de zumo de limón
- Hojas de perejil al gusto
- Hojas de cannabis al gusto

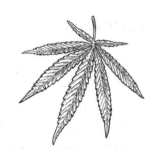

## Procedimiento
1. Lava y desinfecta muy bien todos los ingredientes.
2. Si es necesario, córtalos en trozos.
3. Introdúcelos en el extractor de baja velocidad hasta que sean procesados.
4. Sirve el zumo resultante en un vaso tequilero y añade el zumo de limón.
5. Disfruta de inmediato en un solo trago.

## BENEFICIOS
Este *shot* tiene un sabor intenso y agradable. Ofrece una combinación única de nutrientes que benefician la salud general y el bienestar, desde la digestión hasta la función inmunológica y la protección antioxidante. El **apio**, rico en potasio, promueve la salud digestiva y la hidratación. La **manzana** verde ayuda a controlar el colesterol. El **pepino**, principalmente compuesto de agua, es refrescante y proporciona vitaminas y antioxidantes, como la vitamina C. El **perejil**, rico en vitamina K y antioxidantes, apoya la coagulación sanguínea y combate el daño de los radicales libres. El zumo de **limón**, opcionalmente añadido, ofrece vitamina C y ayuda a alcalinizar el cuerpo, promoviendo un equilibrio saludable del pH. Las **hojas de cannabis**, que contienen cannabinoides ácidos como el THCA y el CBDA, pueden aportar propiedades antiinflamatorias y antioxidantes.

# 10 *SHOT REVITALEAF*

**Ingredientes**

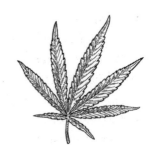

- 2 cm de jengibre
- 2 cm de cúrcuma
- 1 pizca de pimienta
- 1 manzana
- El zumo de 1 naranja
- Hojas de cannabis al gusto

**Procedimiento**

1. Lava y desinfecta muy bien todos los ingredientes.
2. Si es necesario, córtalos en trozos.
3. Introdúcelos en el extractor de baja velocidad hasta que sean procesados.
4. Sirve el zumo resultante en un vaso tequilero y añade el zumo de naranja.
5. Disfruta de inmediato en un solo trago.

**BENEFICIOS**

Este *shot* ofrece una potente combinación de sabores y beneficios para la salud. El **jengibre** y la **cúrcuma**, conocidos por sus propiedades antiinflamatorias y antioxidantes, brindan un impulso adicional para la salud general. La **pimienta**, añadida en una pequeña cantidad, aumenta la absorción de la curcumina, maximizando sus efectos antiinflamatorios. La **manzana** aporta una variedad de vitaminas y minerales, mientras que el zumo de **naranja** proporciona vitamina C, crucial para el sistema inmunitario. Las gotas de limón agregan un toque cítrico refrescante y también pueden ayudar a equilibrar el pH del cuerpo. Además, las **hojas de cannabis** añaden cannabinoides ácidos como THCA y CBDA, que pueden tener efectos antiinflamatorios y otros posibles beneficios para la salud. En conjunto, este jugo no sólo es delicioso, sino que también es una forma efectiva de nutrir y revitalizar el cuerpo.

# 11 *PINK SHOT*

## Ingredientes
- ¼ de jícama
- ¼ de remolacha o betabel
- Hojas de cannabis al gusto

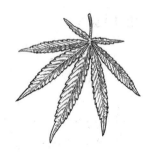

## Procedimiento
1. Lava y desinfecta muy bien todos los ingredientes.
2. Si es necesario, córtalos en trozos.
3. Introdúcelos en el extractor de baja velocidad hasta que sean procesados.
4. Sirve el zumo resultante en un vaso tequilero.
5. Disfruta de inmediato en un solo trago.

## BENEFICIOS
Este *shot* de sabor suave y hermoso color, ofrece una combinación única de beneficios para la salud. La **jícama**, con su sabor dulce y refrescante, aporta oligofructosa, un carbohidrato que no se metaboliza en el cuerpo humano, por lo que es ideal para personas con diabetes. Es un diurético natural, promoviendo la eliminación de toxinas del cuerpo. Por otro lado, el **betabel** proporciona una dosis de antioxidantes y nutrientes, como el hierro y el ácido fólico, que contribuyen a la salud cardiovascular y la función cognitiva. Finalmente, las **hojas de cannabis** agregan vitamina K, antioxidantes y una pequeña cantidad de cannabinoides ácidos como THCA y CBDA, que se han relacionado con propiedades antiinflamatorias y otros posibles beneficios para la salud.

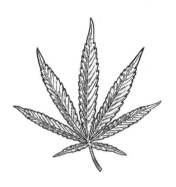

# Zumos

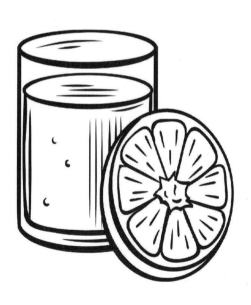

# 1 ZUMO FRESCURA MATINAL

## Ingredientes
- 1 pepino grande
- 2 tallos de apio
- 2 manzanas
- Hojas de col rizada al gusto
- Hojas de cannabis al gusto

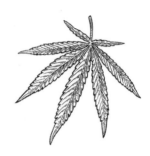

## Procedimiento
1. Lava y desinfecta muy bien todos los ingredientes.
2. Si es necesario, córtalos en trozos.
3. Introdúcelos en el extractor de baja velocidad hasta que sean procesados.
4. Sirve el jugo resultante en un vaso.
5. Disfruta de inmediato y, si te sobra, guárdalo en un frasco cerrado en la nevera o el refrigerador.

## BENEFICIOS
Este zumo es una combinación revitalizante que aprovecha los nutrientes clave de cada ingrediente para promover la salud y el bienestar. El **pepino** es una excelente fuente de hidratación, ya que está compuesto principalmente de agua. El **apio** contiene antioxidantes y compuestos antiinflamatorios que pueden ayudar a reducir el riesgo de enfermedades crónicas y mejorar la salud cardiovascular. La inclusión de **manzanas** agrega vitaminas B1 y B6, que son beneficiosas para prevenir el agotamiento mental y fortalecer la memoria. Además, son ricas en fósforo, un mineral esencial para la función cognitiva y el sistema nervioso, junto con potasio y sodio, que son cruciales para la transmisión de señales nerviosas. Las hojas de **col rizada**, ricas en antioxidantes y fibra, promueven la salud digestiva y cardiovascular Las **hojas de cannabis** añaden un impulso adicional de vitaminas K, flavonoides, aminoácidos y ácidos grasos omega, que pueden tener efectos positivos en la salud cardiovascular y antiinflamatoria.

# 2 ZUMO PIÑA VITAL

## Ingredientes
- 2 rebanadas de piña
- 1 pepino
- 2 tallos de apio
- 1 cm de jengibre fresco
- Hojas de espinaca al gusto
- Hojas de cannabis al gusto

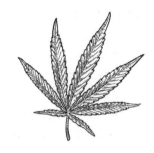

## Procedimiento
1. Lava y desinfecta muy bien todos los ingredientes.
2. Si es necesario, córtalos en trozos.
3. Introdúcelos en el extractor de baja velocidad hasta que sean procesados.
4. Sirve el jugo resultante en un vaso.
5. Disfruta de inmediato y, si te sobra, guárdalo en un frasco cerrado en la nevera o el refrigerador.

## BENEFICIOS
Este zumo es una opción refrescante y saludable para revitalizar el cuerpo y proporcionar nutrientes esenciales. Además de su agradable sabor, la **piña** es una excelente fuente de vitamina C, un antioxidante clave que revitaliza el sistema inmunitario y ayuda en la absorción de hierro. También contiene bromelina, una enzima que puede ayudar en la digestión y tiene propiedades antiinflamatorias. El **apio** agrega un toque de sabor vegetal y proporciona un aporte de minerales esenciales como potasio y magnesio. Las **espinacas**, ricas en antioxidantes y nutrientes, incluyendo hierro y vitamina K, añaden vitalidad al zumo. El **jengibre** fresco agrega un toque picante y se sabe que tiene propiedades antiinflamatorias y digestivas. Finalmente, las **hojas de cannabis**, que contienen vitamina K, flavonoides, aminoácidos y omegas, complementan los beneficios nutricionales de esta bebida.

# 3 ZUMO ENERGIZANTE

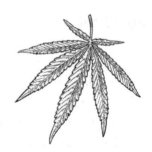

## Ingredientes
- 2 kiwis
- 2 manzanas
- 2 ramas de apio
- 2 pepinos
- 1 cm de jengibre fresco
- Hojas de cannabis al gusto

## Procedimiento
1. Lava y desinfecta muy bien todos los ingredientes.
2. Si es necesario, córtalos en trozos.
3. Introdúcelos en el extractor de baja velocidad hasta que sean procesados.
4. Sirve el jugo resultante en un vaso.
5. Disfruta de inmediato y, si te sobra, guárdalo en un frasco cerrado en la nevera o el refrigerador.

## BENEFICIOS
Esta combinación de ingredientes ofrece un zumo delicioso y nutritivo que puede ayudar a aumentar la energía. Los **kiwis**, conocidos por su vibrante color verde y sabor refrescante, son una excelente fuente de vitamina C y vitamina K, que son esenciales para el sistema inmunitario y la coagulación sanguínea, respectivamente. Las **manzanas**, además de agregar dulzura natural, proporcionan pectina, que ayuda a la salud digestiva y a mantener los niveles de azúcar en sangre estables. El **apio** tiene compuestos que también promueven la salud digestiva. Los **pepinos**, compuestos principalmente de agua, son hidratantes y tienen propiedades antiinflamatorias. El **jengibre** fresco agrega un toque picante y proporciona compuestos antioxidantes y antiinflamatorios. Las **hojas de cannabis**, ricas en vitaminas, flavonoides y ácidos grasos omega proporcionan beneficios energéticos a nivel celular.

# 4 ZUMO VITAL

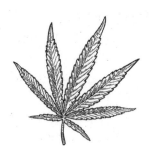

## Ingredientes
- 2 zanahorias
- 1 manzana
- 1 pepino
- Hojas de lechuga al gusto
- Hojas de cannabis al gusto

## Procedimiento
1. Lava y desinfecta muy bien todos los ingredientes.
2. Si es necesario, córtalos en trozos.
3. Introdúcelos en el extractor de baja velocidad hasta que sean procesados.
4. Sirve el jugo resultante en un vaso.
5. Disfruta de inmediato y, si te sobra, guárdalo en un frasco cerrado en la nevera o el refrigerador.

## BENEFICIOS
Esta combinación de ingredientes crea un zumo refrescante y saludable. Las **zanahorias**, ricas en betacaroteno, son conocidas por sus beneficios para la salud ocular y la piel. La **manzana** aporta dulzura y pectina, que puede ayudar a mantener niveles saludables de colesterol y promover la salud digestiva. El **pepino**, compuesto principalmente de agua, es hidratante y ayuda a mantener la piel saludable. Las hojas de **lechuga** son una buena fuente de vitamina K y ácido fólico, importantes para la salud ósea y la formación de glóbulos rojos. Las **hojas de cannabis**, además de proporcionar vitamina K, flavonoides y ácidos grasos omega, pueden tener propiedades antiinflamatorias y antioxidantes.

# 5 ZUMO REGENERATIVO

## Ingredientes

- 2 rodajas de piña
- 1 pepino
- 1 manojo de perejil
- 1 naranja pelada
- 1 hoja de aloe vera pelada
- Hojas de cannabis al gusto

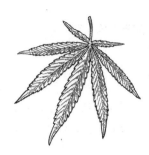

## Procedimiento

1. Lava y desinfecta muy bien todos los ingredientes.
2. Si es necesario, córtalos en trozos.
3. Introdúcelos en el extractor de baja velocidad hasta que sean procesados.
4. Sirve el jugo resultante en un vaso.
5. Disfruta de inmediato y, si te sobra, guárdalo en un frasco cerrado en la nevera o refrigerador.

## BENEFICIOS

Esta combinación de ingredientes crea un zumo refrescante que puede beneficiar la regeneración de la piel y otros tejidos orgánicos. La **naranja**, conocida por su alto contenido en vitamina C, es un antioxidante que refuerza la salud inmunológica y la piel. El **pepino**, compuesto principalmente de agua, es hidratante y puede ayudar a mantener la piel saludable. La **piña** es rica en vitamina C y manganeso, que aumentan la función inmunológica y la salud de la piel. El **perejil** es una excelente fuente de vitamina K y antioxidantes, que contribuyen a la salud ósea y cardiovascular. El **aloe vera** es conocido por sus propiedades calmantes y ayuda a promover la salud digestiva y aporta nutrientes para regenerar la piel y el tejido dañados. Las **hojas de cannabis**, además de proporcionar vitamina K y flavonoides, pueden tener propiedades antiinflamatorias y antioxidantes que refuerzan la salud general.

# 6 ZUMO DIGESTIVO

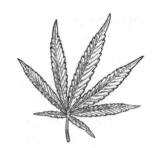

## Ingredientes
- 2 rebanadas de piña
- 2 zanahorias
- 1 betabel
- 1 pepino
- 2 cm de jengibre
- Gotas de zumo de limón (opcional)
- Hojas de col rizada o berza al gusto
- Hojas de cannabis al gusto

## Procedimiento
1. Lava y desinfecta muy bien todos los ingredientes.
2. Si es necesario, córtalos en trozos.
3. Introdúcelos en el extractor de baja velocidad hasta que sean procesados.
4. Sirve el jugo resultante en un vaso y añade las gotas de zumo de limón.
5. Disfruta de inmediato y, si te sobra, guárdalo en un frasco cerrado en la nevera o el refrigerador.

## BENEFICIOS
Estos ingredientes proporcionan una mezcla de nutrientes que facilita la digestión. Las **zanahorias** son una fuente de betacaroteno, que se convierte en vitamina A y es importante para la salud ocular y la función inmunológica. La **piña**, rica en vitamina C y manganeso, fortalece el sistema inmunitario y mejora la salud digestiva debido a su contenido en bromelina, enzima que facilita la digestión de las proteínas. El **betabel** es rico en antioxidantes y compuestos antiinflamatorios que benefician la salud del corazón y la circulación. El **pepino**, compuesto de agua, mantiene la piel saludable. El **jengibre** tiene propiedades antiinflamatorias y digestivas, mientras que el **limón** agrega un toque de vitamina C y sabor refrescante. Las hojas de **col rizada** son una fuente de vitaminas y minerales, incluyendo vitamina K y calcio, importantes para la salud ósea y la coagulación sanguínea. Las **hojas de cannabis** contienen esta vitamina.

# 7 ZUMO DETOX

## Ingredientes

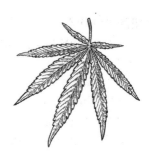

- 1 pera
- 2 zanahorias
- ¼ de remolacha o betabel
- Zumo de 1 limón
- Hojas de col rizada o espinaca al gusto
- Hojas de cannabis al gusto

## Procedimiento

1. Lava y desinfecta muy bien todos los ingredientes.
2. Si es necesario, córtalos en trozos.
3. Introdúcelos en el extractor de baja velocidad hasta que sean procesados.
4. Sirve el jugo resultante en un vaso y añade el zumo de limón.
5. Disfruta de inmediato y, si te sobra, guárdalo en un frasco cerrado en la nevera o el refrigerador.

## BENEFICIOS

En conjunto, estos ingredientes proporcionan una combinación nutricionalmente densa que facilita la desintoxicación. La **pera** es una excelente fuente de potasio y antioxidantes, que ayudan a promover la salud digestiva y proteger contra el daño celular. Las **zanahorias** son ricas en betacaroteno y vitamina C, benefician la salud ocular, inmunológica y digestiva. La **remolacha** o betabel es rica en antioxidantes y compuestos antiinflamatorios que apoyan la salud cardiovascular y la función hepática. La **col rizada** y la **espinaca** son ricas en vitaminas A, C y K, así como en antioxidantes que ayudan a promover la salud ósea, inmunológica y digestiva. El **limón** agrega vitamina C y un toque de sabor cítrico refrescante. Las **hojas de cannabis** aportan vitamina K, minerales y compuestos bioactivos adicionales, como flavonoides y terpenos, que tienen efectos beneficiosos para la salud, incluyendo propiedades antiinflamatorias y antioxidantes.

# 8 ZUMO DIURÉTICO

## Ingredientes
- 2 o 3 pepinos
- 1 taza de agua
- Zumo de limón al gusto
- Hojas de cannabis al gusto

## Procedimiento
1. Lava y desinfecta muy bien todos los ingredientes.
2. Si es necesario, córtalos en trozos.
3. Introdúcelos en el extractor de baja velocidad hasta que sean procesados.
4. Sirve el jugo resultante en un vaso y agrega el agua y el zumo de limón.
5. Disfruta de inmediato y, si te sobra, guárdalo en un frasco cerrado en la nevera o el refrigerador.

## BENEFICIOS

El **pepino** es una excelente fuente de hidratación y contiene antioxidantes, como la vitamina C, que pueden ayudar a mantener la piel saludable y mejorar la digestión. Además, el pepino tiene propiedades diuréticas naturales que pueden ayudar a reducir la retención de líquidos y a eliminar toxinas del cuerpo. El **limón** agrega más vitamina C y un toque de sabor cítrico refrescante, además de potenciar las propiedades diuréticas del pepino. Las **hojas de cannabis** no sólo aportan sabor y nutrientes, sino que los cannabinoides ácidos presentes en ellas pueden mejorar la función renal y promover la diuresis, gracias a sus propiedades antiinflamatorias, antiespasmódicas y antioxidantes. Estos efectos combinados pueden ayudar a reducir la retención de líquidos y apoyar la eliminación de toxinas del cuerpo.

# 9 ZUMO KIWIMELÓN

## Ingredientes
- 1 melón
- 2 kiwis
- 1 pepino
- Hojas de cannabis al gusto

## Procedimiento
1. Lava y desinfecta muy bien todos los ingredientes.
2. Si es necesario, córtalos en trozos.
3. Introdúcelos en el extractor de baja velocidad hasta que sean procesados.
4. Sirve el jugo resultante en un vaso.
5. Disfruta de inmediato y, si te sobra, guárdalo en un frasco cerrado en la nevera o el refrigerador.

## BENEFICIOS
Esta combinación de ingredientes proporciona una mezcla deliciosa que ayuda a promover la hidratación, la salud inmunológica y el bienestar general. El **melón** es una excelente fuente de vitamina C, para fortalecer el sistema inmunitario y promover la salud de la piel. Los **kiwis** son ricos en vitamina C, vitamina K, fibra y antioxidantes, que aumentan la salud cardiovascular, digestiva e inmunológica. El **pepino** es una buena fuente de potasio y agua, lo que ayuda a mantener la hidratación y la salud renal. Las **hojas de cannabis** aportan una variedad de compuestos bioactivos, como terpenos y cannabinoides ácidos con efectos antiinflamatorios y antioxidantes.

# 10 ZUMO PURIFICADOR

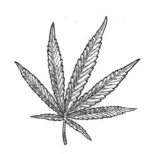

## Ingredientes
- 1 cm de jengibre fresco
- 2 zanahorias
- ¼ de remolacha o betabel
- Hojas de perejil al gusto
- Hojas de cannabis al gusto

## Procedimiento
1. Lava y desinfecta muy bien todos los ingredientes.
2. Si es necesario, córtalos en trozos.
3. Introdúcelos en el extractor de baja velocidad hasta que sean procesados.
4. Sirve el jugo resultante en un vaso.
5. Disfruta de inmediato y, si te sobra, guárdalo en un frasco cerrado en la nevera o el refrigerador.

## BENEFICIOS
Esta combinación de ingredientes proporciona una mezcla deliciosa capaz de estimular la función de limpieza del cuerpo. Las **zanahorias** son una excelente fuente de vitamina A en forma de betacaroteno, importante para la visión, la piel y el sistema inmunitario. También proporcionan potasio. La **remolacha** o betabel es rica en compuestos depurativos y antioxidantes, como las betalaínas. El **jengibre** fresco contiene gingerol, un compuesto con propiedades antiinflamatorias y antioxidantes que alivian las náuseas y mejoran la salud digestiva. El **perejil** fresco es una excelente fuente de vitamina K, vitamina C y antioxidantes, que contribuyen a la eliminación de toxinas del organismo. Las **hojas de cannabis** contienen cannabinoides ácidos, que se han estudiado por sus posibles efectos antiinflamatorios y neuroprotectores.

# 11 ZUMO DE GAZPACHO

## Ingredientes

- 2 tomates
- 1 pepino
- ½ pimiento
- 1 zanahoria
- 2 ramas de apio
- ¼ de cebolla morada
- 1 diente de ajo (opcional)
- Gotas de zumo de limón
- Hojas de cannabis al gusto

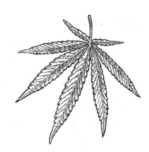

## Procedimiento

1. Lava y desinfecta muy bien todos los ingredientes.
2. Si es necesario, córtalos en trozos.
3. Introdúcelos en el extractor de baja velocidad hasta que sean procesados.
4. Sirve el jugo resultante en un vaso y añade las gotas de limón.
5. Disfruta de inmediato y, si te sobra, guárdalo en un frasco cerrado en la nevera o el refrigerador.

## BENEFICIOS

Los **tomates** son ricos en licopeno, un poderoso antioxidante que ayudan a proteger contra enfermedades cardiovasculares y ciertos tipos de cáncer. El **pepino** promueve la hidratación y la salud digestiva. El **pimiento** proporciona vitamina C y otros antioxidantes que facilitan la salud inmunológica y protegen contra el daño celular. La **zanahoria** es rica en betacaroteno, que en el cuerpo se convierte en vitamina A, importante para la salud ocular y la función inmunológica. El **apio** es una buena de fuente potasio y antioxidantes. La **cebolla morada** es rica en compuestos antioxidantes y flavonoides que tienen efectos antiinflamatorios y promueven la salud del corazón. El **ajo** proporciona compuestos sulfurados con posibles beneficios para la salud cardiovascular y la función inmunológica. Las **hojas de cannabis** pueden aportar una variedad de compuestos bioactivos con efectos antiinflamatorios y antioxidantes.

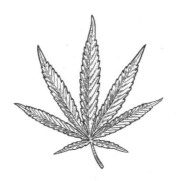

# Licuados

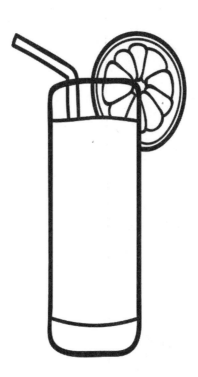

# 1 LICUADO DELICIA ROJA

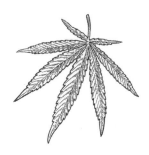

## Ingredientes
- 1 rebanada de piña
- 3 fresas
- 6 frambuesas
- ½ taza de zumo de naranja
- ½ taza de zumo de mandarina
- Hojas de cannabis al gusto
- Agua al gusto

## Procedimiento
1. Lava y desinfecta muy bien todos los ingredientes.
2. Si es necesario, córtalos en trozos.
3. Introdúcelos en tu licuadora, añade el agua y licúalos.
4. Sirve tu bebida en un vaso grande.
5. Disfruta de inmediato y, si te sobra, guárdala en un frasco cerrado en la nevera o el refrigerador.

## BENEFICIOS
Este delicioso licuado es una opción refrescante y nutritiva que combina la dulzura natural de las frutas con una variedad de nutrientes esenciales para promover un sistema inmunitario fuerte y una salud óptima: la **piña**, rica en vitamina C y manganeso, promueve la salud inmunológica y ósea, y contiene bromelina, una enzima que ayuda en la digestión y reduce la inflamación; las **fresas y frambuesas**, excelentes fuentes de vitamina C y antioxidantes, combaten el estrés oxidativo y promueven la salud cardiovascular y de la piel; los zumos de **naranja y mandarina**, abundantes en vitamina C y flavonoides, refuerzan el sistema inmunitario, reducen la inflamación y protegen contra las enfermedades crónicas. Por último, las **hojas de cannabis**, que aportan vitamina K, flavonoides y ácidos grasos omega, tienen efectos antiinflamatorios y benefician la salud cerebral.

# 2 LICUADO DELICIA AMARILLA

## Ingredientes

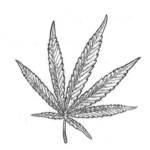

- 1 mango
- 1 plátano
- 1 pera
- Hojas de espinaca
- Hojas de cannabis al gusto
- Agua al gusto

## Procedimiento

1. Lava y desinfecta muy bien todos los ingredientes.
2. Si es necesario, córtalos en trozos.
3. Introdúcelos en tu licuadora, añade el agua y licúalos.
4. Sirve tu bebida en un vaso grande.
5. Disfruta de inmediato y, si te sobra, guárdala en un frasco cerrado en la nevera o el refrigerador.

## BENEFICIOS

Esta combinación proporciona una opción deliciosa y nutritiva para promover la salud. El **mango** es rico en vitamina C y betacaroteno, potentes antioxidantes que fortalecen el sistema inmunitario y promueven la salud de la piel y la visión. El **plátano** es una excelente fuente de potasio y vitamina B6, que son importantes para la función muscular y nerviosa, así como para regular la presión arterial. La **pera** aporta fibra dietética, vitamina C y antioxidantes, que ayudan a mejorar la digestión y protegen contra enfermedades crónicas. Además, las **hojas de cannabis** contienen vitamina K, flavonoides, aminoácidos esenciales y ácidos grasos omega, que tienen efectos antiinflamatorios y benefician la salud cerebral.

# 3 LICUADO ROJO AMANECER

## Ingredientes

- 1 rebanada de sandía
- 1 tomate rojo
- ¼ de remolacha o betabel
- Hojas de menta
- Hojas de cannabis al gusto
- Agua al gusto

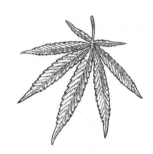

## Procedimiento

1. Lava y desinfecta muy bien todos los ingredientes.
2. Si es necesario, córtalos en trozos.
3. Introdúcelos en tu licuadora, añade el agua y licúalos.
4. Sirve tu bebida en un vaso grande.
5. Disfruta de inmediato y, si te sobra, guárdala en un frasco cerrado en la nevera o el refrigerador.

## BENEFICIOS

Ésta es una opción sabrosa y saludable para disfrutar en climas cálidos y promover la hidratación y el bienestar general. La **sandía** es una excelente fuente de hidratación debido a su alto contenido de agua, lo que la convierte en una opción refrescante para mantenerse hidratado durante el día. El **tomate** es rico en licopeno, un antioxidante que ayuda a proteger contra enfermedades cardiovasculares y ciertos tipos de cáncer. La **remolacha** o betabel es rica en compuestos depurativos y antioxidantes, como las betalaínas. Las hojas de **menta** agregan un aroma refrescante y alivian problemas digestivos como la indigestión y el malestar estomacal. Por otro lado, las **hojas de cannabis** aportan sus beneficios potenciales, como la reducción del estrés y la ansiedad, gracias a los compuestos como los cannabinoides ácidos y los terpenos presentes en ellas.

# 4 LICUADO *ORANGE SUNSHINE*

## Ingredientes
- 1 mango
- ½ taza de zumo de naranja
- 5 frambuesas
- Hojas de cannabis al gusto
- Agua al gusto

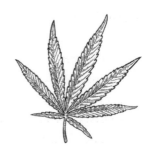

## Procedimiento
1. Lava y desinfecta muy bien todos los ingredientes.
2. Si es necesario, córtalos en trozos.
3. Introdúcelos en tu licuadora, añade el agua y licúalos.
4. Sirve tu bebida en un vaso grande.
5. Disfruta de inmediato y, si te sobra, guárdala en un frasco cerrado en la nevera o el refrigerador.

## BENEFICIOS
Este licuado combina la dulzura y el sabor tropical del mango con el refrescante toque cítrico del zumo de naranja. El **mango** es una excelente fuente de vitamina C, que refuerza la salud del sistema inmunitario y la piel, y también proporciona una buena dosis de vitamina A, importante para la visión y la salud de la piel. La **naranja** también es una excelente fuente de vitamina C que contribuye a la salud cardiovascular y promueve la absorción de hierro. Las **frambuesas** agregan un toque de acidez y son ricas en antioxidantes y flavonoides, que combaten el daño oxidativo en el cuerpo. Por último, las **hojas de cannabis** proporcionan compuestos beneficiosos como los aminoácidos esenciales, la vitamina K, ácidos grasos omega 3 y cannabinoides ácidos con efectos anticancerígenos, antiproliferativos y neuroprotectores.

# 5 LICUADO DEL OCASO

## Ingredientes
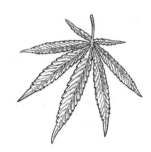

- ½ melón
- 1 durazno
- 3 fresas
- 6 frambuesas
- Hojas de cannabis al gusto
- Agua al gusto

## Procedimiento
1. Lava y desinfecta muy bien todos los ingredientes.
2. Si es necesario, córtalos en trozos.
3. Introdúcelos en tu licuadora, añade el agua y licúalos.
4. Sirve tu bebida en un vaso grande.
5. Disfruta de inmediato y, si te sobra, guárdala en un frasco cerrado en la nevera o el refrigerador.

## BENEFICIOS
Este refrescante licuado combina una variedad de frutas ricas en nutrientes. El **melón** aporta una base dulce y es una excelente fuente de vitamina C, crucial para fortalecer el sistema inmunitario y mantener saludable la piel. El **durazno** agrega un sabor delicioso y es rico en vitamina A y potasio, importantes para la salud de la piel, la visión y la función muscular. Las **fresas** y las **frambuesas** son ricas en antioxidantes y vitamina C, que ayudan a combatir los radicales libres y aumentan la salud cardiovascular. Además, las **hojas de cannabis** agregan flavonoides, aminoácidos esenciales y ácidos grasos omega 3, que tienen beneficios antiinflamatorios y contribuyen al bienestar general del organismo.

# 6 LICUADO DELILA

## Ingredientes

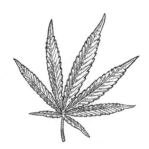

- 1 pera amarilla
- 1 manzana
- 10 arándanos
- Hojas de cannabis al gusto
- Agua al gusto

## Procedimiento

1. Lava y desinfecta muy bien todos los ingredientes.
2. Si es necesario, córtalos en trozos.
3. Introdúcelos en tu licuadora, añade el agua y licúalos.
4. Sirve tu bebida en un vaso grande.
5. Disfruta de inmediato y, si te sobra, guárdala en un frasco cerrado en la nevera o el refrigerador.

## BENEFICIOS

Este licuado resulta a la vez relajante y nutritivo. La **pera** aporta fibra dietética, vitamina C y potasio, importantes para la salud digestiva, inmunológica y cardiovascular. La **manzana** agrega fibra y pectina para una mejor digestión, es rica en vitaminas del complejo B y antioxidantes, que contribuyen a mantener la salud del corazón y la función cerebral. Los **arándanos** son conocidos por su alto contenido en antioxidantes, como flavonoides y antocianinas, que mejoran la salud cognitiva y protegen contra enfermedades crónicas. Además, las **hojas de cannabis** proporcionan flavonoides, aminoácidos esenciales y ácidos grasos omega 3, que pueden tener efectos antiinflamatorios y promover el bienestar general.

# 7 LICUADO DE 7 FRUTAS

## Ingredientes

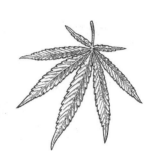

- 1 raja de sandía
- 1 raja de melón
- 1 taza de zumo de naranja
- 1 manzana
- 1 pera
- ½ plátano
- 2 fresas
- Hojas de cannabis al gusto

## Procedimiento

1. Lava y desinfecta muy bien todos los ingredientes.
2. Si es necesario, córtalos en trozos.
3. Introdúcelos en tu licuadora, añade el agua y licúalos.
4. Sirve tu bebida en un vaso grande.
5. Disfruta de inmediato y, si te sobra, guárdala en un frasco cerrado en la nevera o el refrigerador.

## BENEFICIOS

La **sandía** es rica en vitamina C. El **melón** es una buena fuente de vitamina A, que es importante para la salud de la piel y la visión, y también proporciona potasio, crucial para la función muscular y la salud del corazón. El zumo de **naranja** es rico en vitamina C y también contiene folato y potasio. Las **manzanas** son una excelente fuente de fibra y vitamina C, mientras que las **peras** también aportan fibra y potasio. El **plátano** es conocido por su contenido en potasio y vitamina B6, que es importante para el metabolismo energético. Las **fresas** son ricas en vitamina C y manganeso. Las **hojas de cannabis** contienen cannabinoides ácidos con propiedades antibacterianas y antivirales que mejoran la función del sistema inmunitario.

# 8 LICUADO PAPAYARANJA

## Ingredientes

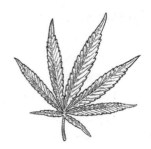

- ½ papaya
- 1 taza de zumo de naranja
- 6 fresas
- Hojas de cannabis al gusto
- Agua al gusto

## Procedimiento

1. Lava y desinfecta muy bien todos los ingredientes.
2. Si es necesario, córtalos en trozos.
3. Introdúcelos en tu licuadora, añade el agua y licúalos.
4. Sirve tu bebida en un vaso grande.
5. Disfruta de inmediato y, si te sobra, guárdala en un frasco cerrado en la nevera o el refrigerador.

## BENEFICIOS

Estos ingredientes juntos ofrecen un licuado refrescante y nutritivo que apoya la salud digestiva y puede disfrutarse en cualquier momento del día. La **papaya** es rica en vitamina C, importante para la salud inmunológica y la piel, así como enzimas digestivas como la papaína, que ayuda en los procesos digestivos. El zumo de **naranja** agrega aún más vitamina C, mientras que las **fresas** aportan antioxidantes y fibra dietética. Las **hojas de cannabis** contienen flavonoides, aminoácidos esenciales y ácidos grasos omega 3, con propiedades antiinflamatorias y anticancerígenas.

# 9 LICUADO DURAMELO

## Ingredientes

- 1 durazno
- 1 melocotón
- 1 manzana
- Hojas de cannabis al gusto
- Agua al gusto

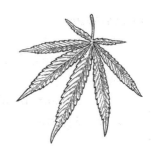

## Procedimiento

1. Lava y desinfecta muy bien todos los ingredientes.
2. Si es necesario, córtalos en trozos.
3. Introdúcelos en tu licuadora, añade el agua y licúalos.
4. Sirve tu bebida en un vaso grande.
5. Disfruta de inmediato y, si te sobra, guárdala en un frasco cerrado en la nevera o el refrigerador.

## BENEFICIOS

Esta combinación de ingredientes ofrece un jugo delicioso y nutritivo que puede disfrutarse mucho en el atardecer. El **melocotón** y el **durazno** son ricos en vitamina C y fibra dietética, importantes para el sistema inmunitario y la salud digestiva. La **manzana** agrega más fibra, pectina y compuestos antioxidantes, mientras que las **hojas de cannabis** proporcionan flavonoides, aminoácidos esenciales, ácidos grasos omega 3 y cannabinoides ácidos con posibles propiedades antiinflamatorias y promotoras de la salud en general.

# 10 LICUADO DE UVAS

## Ingredientes
- 20 uvas rojas o negras
- Hojas de cannabis al gusto
- Agua al gusto

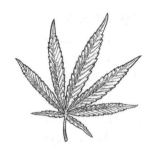

## Procedimiento
1. Lava y desinfecta muy bien todos los ingredientes.
2. Si es necesario, córtalos en trozos.
3. Introdúcelos en tu licuadora, añade el agua y licúalos.
4. Sirve tu bebida en un vaso grande.
5. Disfruta de inmediato y, si te sobra, guárdala en un frasco cerrado en la nevera o el refrigerador.

## BENEFICIOS
Esta sencilla combinación contribuye de forma importante a la salud de tus riñones. Las **uvas** son una excelente fuente de antioxidantes, incluyendo el resveratrol, que ayuda a proteger contra enfermedades cardiovasculares y mejora la salud del corazón. Las **hojas de cannabis** contienen vitamina K, que fortalece el sistema inmunitario y apoya la salud ósea, así como flavonoides, aminoácidos esenciales y ácidos grasos omega 3, que tienen propiedades antiinflamatorias, anticancerígenas y promueven el bienestar neuronal.

# 11 LICUADO KIDELI

## Ingredientes

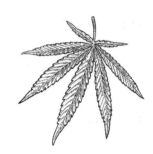

- 1 manzana
- 1 kiwi
- 6 frambuesas
- Unas gotas de zumo de limón
- Hojas de cannabis al gusto
- Agua al gusto

## Procedimiento

1. Lava y desinfecta muy bien todos los ingredientes.
2. Si es necesario, córtalos en trozos.
3. Introdúcelos en tu licuadora, añade el agua y licúalos.
4. Sirve tu bebida en un vaso grande.
5. Disfruta de inmediato y, si te sobra, guárdala en un frasco cerrado en la nevera o el refrigerador.

## BENEFICIOS

Este licuado es bueno para la salud de tu sangre y tus huesos. La **manzana** es rica en fibra y pectina, mientras que el **kiwi** es conocido por su alto contenido en vitamina C, vitamina K y fibra dietética. Las **frambuesas** aportan antioxidantes, fibra y vitamina C adicional. Las gotas de zumo de **limón** añaden un toque cítrico refrescante, además de proporcionar vitamina C y un sabor equilibrado al conjunto. Las **hojas de cannabis** también contienen vitamina K, que apoya la salud ósea, además de cannabinoides ácidos, aminoácidos esenciales, omega 3 y flavonoides.

# Anexo

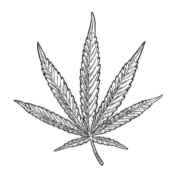

# Legislación
## acerca del cultivo de cannabis en países de América y en España (2024)

Para que puedas decidir lo que más te convenga, corrobora si esta información sigue vigente antes de emprender un cultivo de cannabis con fines alimenticios en tu lugar de residencia.

Si tu país de residencia aparece en este Anexo, considera que es importante seguir las regulaciones locales establecidas y respetar los límites de cultivo personal para no tener problemas con la justicia.

Si tu país de residencia no aparece en este Anexo, significa que no hay una regulación oficial al respecto. En algunos lugares no se invierten recursos en la persecución de este tipo de delitos, por lo que puedes correr pocos riesgos, sin embargo, en otros países ocurre lo contrario.

Si estás pensando en incumplir la ley, averigua primero cuál es el estado de las cosas en tu entorno y a qué sanciones te enfrentarías, para que puedas decidir si vale la pena que te arriesgues o no. Quizá prefieras mudarte a una ciudad donde sea legal o unirte al movimiento antiprohibicionista de tu localidad para ayudar a cambiar las leyes. Si has leído hasta aquí, eso significa que ya cuentas con múltiples argumentos que puedes usar en favor del cultivo personal de cannabis.

## Argentina

Permite el uso médico y autorizó recientemente el autocultivo y la compra en farmacias para quienes tengan un uso médico justificado y estén inscritos en el Registro del Programa del cannabis (REPRO-CANN). Desafortunadamente, el uso recreativo aún se persigue.

## Bolivia

Está vigente una ley que penaliza el uso del cannabis y sus derivados, pero, en la práctica, muchas personas elaboran sus propios aceites de forma ilegal o los compran en el mercado negro. Se ha discutido una propuesta para legalizarlo con fines medicinales, pero la iniciativa está paralizada.

## Brasil

Se permite el acceso a medicamentos con cannabidiol (CBD) con prescripción médica. Además, se aprobó la fabricación y venta de productos a base de cannabis con fines medicinales y bajo prescripción profesional.

## Chile

Afortunadamente, la legislación chilena actual, en los artículos 8 y 9 de la Ley 20.000, considera legal el cultivo de cannabis en casos destinados al consumo privado y próximo en el tiempo, sin importar si el fin es recreativo, espiritual, emocional o medicinal.

En cuanto a la cuantía máxima de las plantas que puede considerarse como consumo personal, no está especificada, siempre que se justifique que la finalidad exclusiva es para el consumo personal y no para el tráfico comercial.

## Canadá

Afortunadamente, en este país el cannabis es legal. Su legalización se llevó a cabo en octubre de 2018, por lo que se convirtió Canadá, en el segundo país, después de Uruguay, que legalizó la posesión y uso recreacional del cannabis.

Los adultos mayores de 18 años pueden cultivar hasta cuatro plantas en sus hogares, dependiendo de la provincia en la que residan.

Si quieres cultivar más de 4 plantas, necesitas solicitar una licencia de microcultivo, que tiene menos requisitos operativos y de seguridad en comparación con las licencias estándar. Para ello debes presentar una solicitud a través del Sistema de Seguimiento y Licencias de cannabis (CTLS) de Health Canada.

## Colombia

En este país, el cultivo de cannabis para uso personal ya fue legalizado. La legislación permite el cultivo de hasta 20 plantas de cannabis para uso personal, siempre y cuando no se realice en áreas públicas o cerca de instituciones educativas. Colombia también amplió el uso industrial y de exportaciones de fibras, alimentos y suplementos dietarios. Su proyección es convertirse en un país productor industrial de cannabis.

## Costa Rica

Afortunadamente, el cannabis medicinal y el cáñamo industrial fueron aprobados en enero de 2022. El uso adulto sigue sin regularse, y la ley prohíbe en general la producción, comercialización y distribución de sustancias que causen dependencia, incluyendo el cannabis.

## Ecuador

El cannabis es legal para uso terapéutico y se permite la posesión de hasta 10 gramos para uso personal. A pesar de esto, muchas personas han sido juzgadas por estar en posesión de cannabis. Se espera una mayor flexibilización de las normas en el futuro.

## España

De acuerdo con el Decreto 1729/1999 no es delito el consumo, la posesión y el cultivo de cannabis siempre que sea para el propio consumo y no esté destinado al tráfico. La legislación actual no establece un número exacto de plantas que se pueden cultivar sin infringir la ley, pero, si se considera que hay intención de vender o distribuir el cannabis, se puede enfrentar a cargos por tráfico de drogas.

A pesar de la despenalización del consumo personal de cannabis, España está rezagada en cuanto a las leyes relativas al cannabis medicinal, lo que ha llevado al surgimiento de clubes sociales de cannabis en el país. Muchos pacientes optan por cultivar sus propios productos o visitar clubes sociales de cannabis. Además, España tiene una próspera industria de cáñamo, aprovechando su clima y las directivas de la UE que permiten su producción siempre que los niveles de THC estén por debajo del 0,2 %.

La legislación sobre el cannabis es compleja y varía según la región, por ello es importante consultar las leyes específicas del lugar donde resides. En general, más de 10 plantas se considera que es una gran cantidad si es para una sola persona. No obstante, hay regiones en las que están permitidos los clubes de cannabis que realizan cultivos colectivos con un volumen mayor de 10 plantas. Considera que ésa puede ser una buena opción para ti si vives cerca de uno y puedes acceder a las hojas frescas sin necesidad de cultivarlas directamente.

Estos clubes operan en un área legalmente ambigua, y los requisitos para ser miembro varían, pero generalmente se solicita ser mayor de edad y consumir cannabis regularmente para fines medicinales o recreativos.

En los últimos años, el número de clubes de cannabis ha aumentado considerablemente. Un artículo fechado en octubre de 2022 estima que existen entre 800 y 1000 clubes en toda España.[1] Cataluña, especialmente Barcelona, es una de las regiones con mayor concentración de clubes de cannabis en el país.

Si no vives en una zona donde existan clubes, podrías plantearte la idea de fundar uno o ir a trabajar a alguno donde puedas encargarte del cultivo y así disponer de las hojas de tus plantas y, quizá, de las de otros socios del club, ya que el destino final de las mismas en los clubes suele ser compostarlas o desecharlas.

## Estados Unidos

La legislación del cultivo de cannabis en este país es compleja y varía según los estados y territorios. A nivel federal, el cannabis aún no es legal. Afortunadamente, a pesar de ello, hoy en día, en 8 estados, se puede cultivar sólo si eres un paciente de cannabis medicinal (Arizona, Hawái, Missouri, Montana, New Mexico, Oklahoma, Rhode Island, Washington).

En 10 estados se puede cultivar cannabis ya sea para uso recreativo y/o medicinal (Alaska, California, Colorado, Illinois, Maine, Massachusetts, Michigan, Nevada, Oregón, Vermont).

En Washington D. C. se puede cultivar sólo para uso recreativo, pero no medicinal.

Y en 32 estados no se puede cultivar bajo ningún motivo (Alabama, Arkansas, Connecticut, Delaware, Florida, Georgia, Idaho, Indiana, Iowa, Kansas, Kentucky, Luisiana, Maryland, Minnesota, Misisipi, Nebraska, New Hampshire, Nueva Jersey, Nueva York, Carolina del Norte, Dakota del Norte, Ohio, Pensilvania, Carolina del Sur, Dakota del Sur, Tennessee, Texas, Utah, Virginia, Virginia del Oeste, Wisconsin y Wyoming).

---

1. «Los Clubes de Cannabis: Regulación y Proliferación». www.nuevatribuna.es/articulo/varios/clubes-cannabis-regulacion-proliferacion/20221031142729204512.html

Las reglas de cultivo difieren mucho de un estado a otro y se centran en la cantidad y madurez de las plantas de cannabis (estado vegetativo o en floración) para regular cuántas plantas pueden cultivar las personas en sus residencias, en qué espacios y en qué condiciones. Aquí tenemos cuatro ejemplos que demuestran esta diversidad de posturas:

1) Arizona: Los pacientes (y cuidadores) que viven a más de 40 km de un dispensario con licencia pueden cultivar hasta 12 plantas de cannabis.

2) California: Los adultos mayores de 21 años pueden cultivar hasta 6 plantas para uso recreativo, y no se permiten más de 6 en una residencia al mismo tiempo. Los pacientes de cannabis medicinal no tienen límites máximos de cultivo. En cambio, se les permite cultivar la cantidad necesaria para tratar sus condiciones médicas dentro de un área de 100 pies cuadrados.

3) Connecticut: Los pacientes de cannabis medicinal de 18 años en adelante pueden cultivar hasta 3 plantas maduras y 3 plantas inmaduras, con un límite de 12 plantas en total por vivienda. Mientras que, tratándose de cannabis recreativo, cualquier adulto mayor de 21 años puede cultivar bajo las mismas reglas. Las plantas deben ser cultivadas en el interior y no pueden ser visibles desde la calle.

4) Colorado: Los adultos mayores de 21 años pueden cultivar hasta 6 plantas de cannabis para uso recreativo o medicinal, pero no más de tres de esas plantas pueden estar maduras en cualquier momento. Los pacientes de cannabis medicinal pueden solicitar cultivar más si su médico lo considera necesario. Además, los cuidadores con más de un paciente (pueden tener hasta cinco) tienen permitido cultivar hasta 36 plantas.

Únicamente en Oregon, Colorado y Nevada se otorgan permisos para clubes sociales de cannabis, sin embargo, están más orientados a ser cafeterías o espacios de consumo aledaños a los dispensarios y no contemplan el cultivo asociado.

## México

Afortunadamente en mi país, el cultivo de cannabis con fines personales fue aprobado en 2021 mediante una Declaratoria General de Inconstitucionalidad emitida por la Suprema Corte de Justicia de la Nación. Han pasado más de dos años sin que los legisladores se hayan puesto de acuerdo para establecer legalmente cuántas plantas es posible cultivar en cada domicilio y otros pormenores.

Sin embargo, debido a la mencionada declaratoria, es posible solicitar un permiso de cultivo de cannabis en la Comisión Federal para la Protección Contra Riesgos Sanitarios (COFEPRIS), que es el órgano encargado de concederlo. Si te lo niegan, puedes solicitar un amparo, que te será concedido con plena seguridad debido a la publicación de la declaratoria en el Diario Oficial de la Federación. Una vez que lo tengas, regresas a COFEPRIS con el amparo y, entonces, te otorgan el permiso.

En la web de México Unido Contra la Delincuencia, te ofrecen una guía paso a paso para que puedas realizar este trámite por tu cuenta a fin de obtener tu amparo y posteriormente tu permiso de cultivo.[2]

El mío dice que puedo comprar 20 semillas por año, así es que ésta es la cantidad máxima de plantas que puedo tener simultáneamente en mi domicilio para consumo personal. No puedo venderlas.

Ten en cuenta que, si decides cultivar en México sin el permiso de COFEPRIS lo que aquí se sugiere (entre 4 y 8 plantas), lo peor que podría ocurrirte es que un vecino te denunciara y la policía te investigara. En ese momento puedes contratar un abogado que solicite tu amparo (el cual, sin duda, te van a conceder por lo ya expuesto) y con ello solucionaras el problema. Esperemos que la legislación postergada salga pronto para que todo esto se vuelva innecesario.

## Panamá

El uso medicinal del cannabis y sus derivados está aprobado desde 2021 en este país. Sin embargo, para el uso personal, sigue rigiendo

---

2. www.mucd.org.mx/permiso-cannabis/

una ley que sanciona el cultivo o la posesión de cannabis con prisión y multas.

## Paraguay

Desde 2017 despenalizó el cannabis medicinal, autorizando el cultivo personal, siempre y cuando el portador pueda presentar un certificado médico que lo autorice. El programa PROINCUMEC establece que el Estado debe promover la producción e industrialización de productos derivados del cannabis para uso exclusivamente medicinal, terapéutico o de investigación. La regulación interna para el uso adulto no es tan abierta.

## Perú

Se permite la posesión de hasta 8 gramos de cannabis para consumo personal, pero se sigue penalizando la venta y el cultivo. Se aprobó el cannabis para uso medicinal y científico en 2017, pero hasta 2020 sólo existía una farmacia autorizada a nivel nacional. Sin embargo, en junio de 2023, se ha promulgado una ley que permite el cultivo asociativo de cannabis medicinal. Esta ley permite a las asociaciones de pacientes inscritas en un registro oficial cultivar, procesar, transportar y almacenar cannabis y sus derivados. Por lo cual puedes considerar la posibilidad de asociarte o iniciar una asociación de este tipo para tener acceso a las hojas de cannabis.

## Uruguay

Uruguay fue pionero en legalizar la venta y producción de cannabis con fines recreativos en 2013. Se permite el autocultivo, la compra en farmacias y el cultivo para fines científicos y medicinales. Sin embargo, está prohibido conducir bajo los efectos de la marihuana y fumar en ciertos espacios públicos.

Los ciudadanos uruguayos y residentes legales pueden cultivar hasta 6 plantas en su hogar. Si lo prefieren, pueden formar parte de los clubes de cannabis autorizados, para lo cual es necesario registrarse en el Instituto de Regulación y Control del Cannabis (IRCCA) y seguir los requisitos establecidos por la ley.

## Venezuela

El cannabis es considerado ilegal en todos los aspectos según la Ley Orgánica Contra el Tráfico Ilícito y el Consumo de Sustancias Estupefacientes y Psicotrópicas. Aunque se ha discutido su eventual despenalización, hasta el momento sigue siendo ilegal y su consumo está penalizado.

# Acerca de la autora

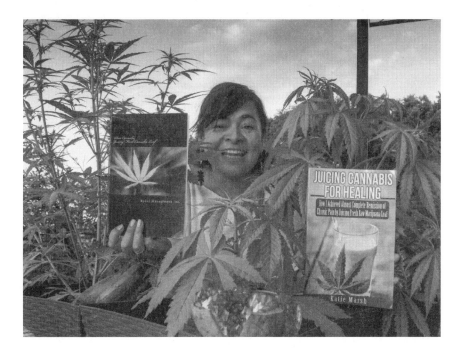

Karina Malpica es pionera del Movimiento de Nutripsicología Cannábica, que investiga y promueve cambios en la alimentación para prevenir y tratar la depresión, la ansiedad y otros desórdenes del estado de
ánimo. Su teoría es que, al proporcionar precursores alimenticios al
sistema endocannabinoide, éste puede realizar mejor sus funciones y
sanar.

Licenciada en Ciencias Políticas (UNAM). Licenciada en Psicología
(CUDEC). Maestra en Psicología de los Sistemas (CUDEC). Diplo-
mada en Políticas Públicas de Drogas y Derechos Humanos (CIDE).
Diplomada en Medicina Cannábica (AMEDCANN).

Trabaja como docente en:

- La maestría de Cultura y Drogas de la Universidad de Caldas en Colombia, donde tiene a su cargo la cátedra de «Historia de las Drogas».
- El Diplomado de «Medicina Cannábica» organizado por AMED-CANN.
- El Seminario de «Cannabis y Salud Mental» en el Colegio de Psicología Existencialista en la Ciudad de México.
- El «Círculo de Estudios Psiconáuticos Mindsurf», donde enseña neurociencias, *mindapps* e historia sistémica de las drogas.

Su interés profesional se ha centrado en la formación y divulgación de los psicoactivos y los estados ampliados de conciencia a través del sueño y la meditación. En el año 2002 fundó mind-surf.net, uno de los portales de Internet más visitados en Hispanoamérica acerca de reducción de daños desde el enfoque *peer to peer*. En 2024 fundó surfquest.net, dedicado a la investigación estadística y su divulgación.

Es autora de *Sueños que guían* y *El juego de los animales de poder*, publicados por ediciones Obelisco. También es autora de *La princesa del ácido* y coautora (junto con Isabela Lara Oliveira) de *La historia sistémica de las drogas* (ambos publicados en Amazon). Fundó el Círculo de Estudios Psiconáuticos Mindsurf. Promueve el activismo cannábico a favor del libre autocultivo. Cofundó el Club Cannábico Xochipilli. Tiene un blog acerca del cannabis crudo y colabora en la sección «Leer sobre drogas» de la revista *La Dosis*.

Si necesitas información sobre asesorías, consultas y cursos en línea, visita su web: **karinamalpica.com** y escríbele a **kmalpica@gmail.com** o al whatsapp **5533974833**.

Para mantenerte al tanto de sus investigaciones y las últimas novedades acerca de los temas de este libro visita su blog:

**cannabiscrudo.com**

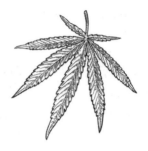